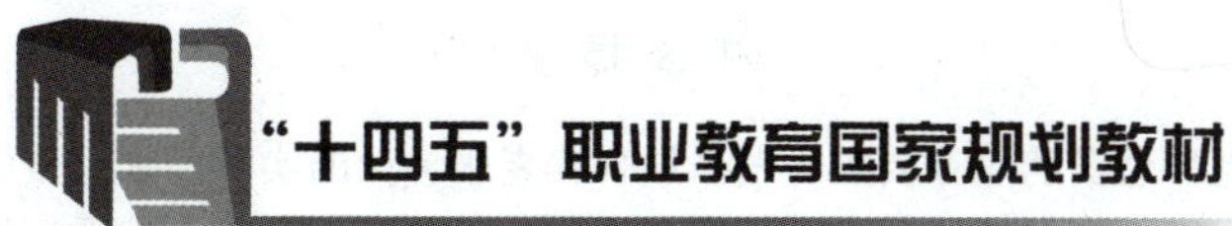

老年人生活能力康复训练

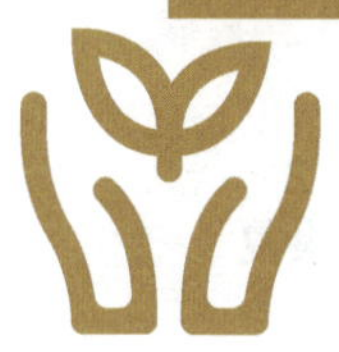

主审 王会芝

主编 卢航燕 李永华

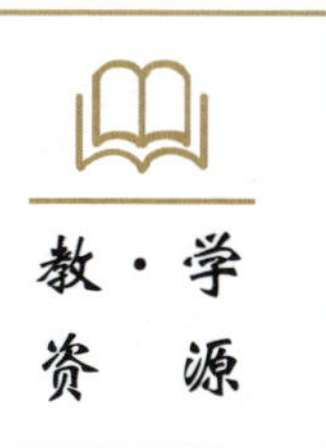

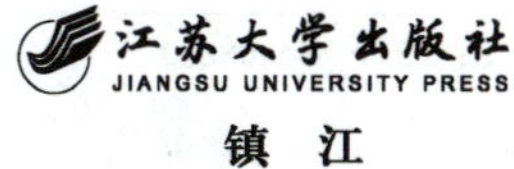

镇 江

内 容 提 要

本书从养老护理员的职业要求出发，结合养老服务业的实际需求，全面、系统地介绍了指导老年人进行康复训练的方法。本书内容包括绪论、老年人生活自理能力康复训练、老年人基础运动能力康复训练、老年人认知障碍康复训练、老年人言语与吞咽障碍康复训练及老年人康乐活动训练。

本书内容丰富，操作性强，是指导老年人进行生活能力康复训练的实用指南，可以作为职业院校智慧健康养老服务与管理专业、老年人服务与管理专业及其他相关专业的教材。

图书在版编目（CIP）数据

老年人生活能力康复训练 / 卢航燕，李永华主编
. -- 镇江 : 江苏大学出版社，2024.8(2025.12 重印)
ISBN 978-7-5684-2181-2

Ⅰ. ①老… Ⅱ. ①卢… ②李… Ⅲ. ①老年病－康复训练－职业教育－教材 Ⅳ. ①R49

中国国家版本馆 CIP 数据核字(2024)第 063062 号

老年人生活能力康复训练
Laonianren Shenghuo Nengli Kangfu Xunlian

主　　编 / 卢航燕　李永华
责任编辑 / 王　晶
出版发行 / 江苏大学出版社
地　　址 / 江苏省镇江市京口区学府路 301 号（邮编：212013）
电　　话 / 0511-84446464（传真）
网　　址 / http://press.ujs.edu.cn
排　　版 / 艺通印刷（天津）有限公司
印　　刷 / 艺通印刷（天津）有限公司
开　　本 / 787 mm×1 092 mm　1/16
印　　张 / 10.75
字　　数 / 268 千字
版　　次 / 2024 年 8 月第 1 版
印　　次 / 2025 年 12 月第 2 次印刷
书　　号 / ISBN 978-7-5684-2181-2
定　　价 / 39.80 元

如有印装质量问题请与本社营销部联系（电话：0511-84440882）

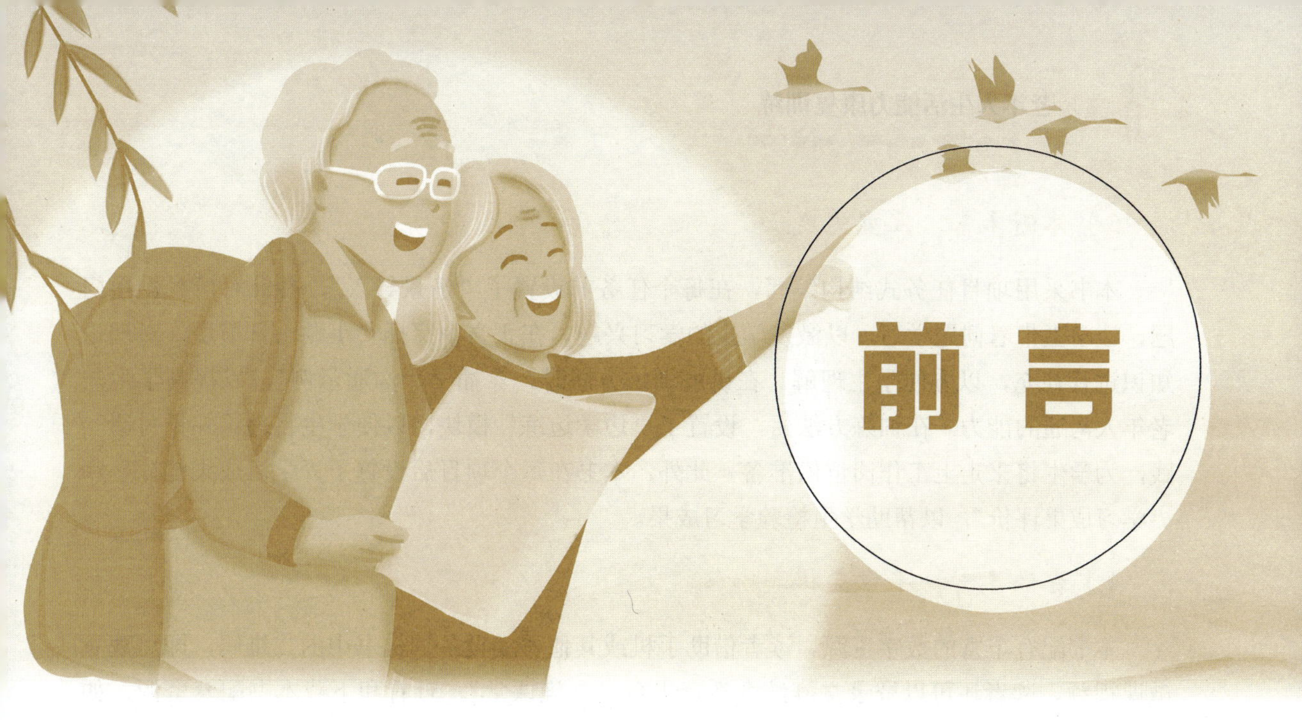

前言

随着我国老年人口比例的不断增长，健康老龄化成为当今社会所面临的重要课题。健康老龄化既是推进健康中国战略的重要内容，也是实施积极应对人口老龄化国家战略的重要举措。《“十四五”健康老龄化规划》提出，要坚持健康至上，以老年人健康为中心，提供包括健康教育、预防保健、疾病诊治、康复护理、长期照护、安宁疗护等在内的老年健康服务。

老年人生活能力康复训练对于促进老年人身心健康、增强老年人生活自理能力、提高老年人社会参与度等具有重要意义。为了帮助养老服务相关专业的学生深入了解老年人生活能力康复训练的方法，编者在大量搜集、分析相关资料的基础上，精心编写了本书。具体而言，本书具有以下特色。

1 立德树人，润物无声

党的二十大报告指出：“育人的根本在于立德。”为了深入贯彻党的二十大精神，落实立德树人根本任务，帮助学生塑造正确的世界观、人生观、价值观，本书在正文中穿插了“小贴士”“沟通示例”“老有所养”“老有所乐”“科技助老”“边学边练”等模块，将尊老、敬老的传统美德，爱岗敬业精神，科技助老理念等融入教材中，从而起到润物无声的教育效果。

2 校企合作，职业引领

在编写本书的过程中，编者走访了多家养老机构及相关企业，深入了解了老年人康复训练工作的内容。同时，编者还采访了多名老年人康复训练工作人员，向其咨询了在训练中需注意的事项和常见的问题，并将这些内容融入教材中，使本书紧贴养老服务工作岗位实际，让学生能够学以致用。

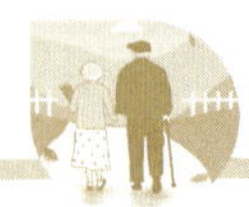

3 体例丰富，注重实践

本书采用项目任务式结构编写，在每个任务前设置了“情景导入”，并针对情景抛出问题，让学生带着问题学习，以激发学生的学习兴趣。在正文中穿插“小贴士”模块，对理论知识进行补充，以方便学生理解。在讲解训练方法时，穿插了“沟通示例”，以提高学生与老年人沟通的能力。在训练方法后，设置了“边学边练”模块，以便学生将理论知识付诸实践，为学生将来走上工作岗位做准备。此外，本书在每个项目后设置了“学习成果自评”和“学习成果评价”，以帮助学生检验学习成果。

4 资源丰富，平台支撑

本书配有丰富的数字资源。读者借助手机或其他移动设备扫描书中的二维码，即可观看微课视频。读者还可以登录文旌综合教育平台“文旌课堂”，查看和下载本书配套资源，如优质课件、教案、课后习题答案等。读者在阅读过程中有任何疑问，都可以登录该平台寻求帮助。

此外，本书还提供了在线题库，支持“教学作业，一键发布”，教师只需通过微信或“文旌课堂”App 扫描扉页二维码，即可迅速选题、一键发布、智能批改，并查看学生的作业分析报告，从而提高教学效率、提升教学体验。学生可在线完成作业，巩固所学知识，提高学习效率。

本书由王会芝担任主审，卢航燕、李永华担任主编，张思卓、彭曼玲、张林林、付喜芳、陈泽业、曹娟娟、赵春梅担任副主编。由于编者水平有限，书中难免存在疏漏与不妥之处，诚请广大读者批评指正。

特别说明：

（1）编者在编写本书的过程中，参考了大量资料并引用了部分文字、图片等。大部分引用的资料已获授权，但由于部分资料来自网络，我们未能确认出处，也暂时无法联系到原作者。对此，我们深表歉意，并欢迎原作者随时与我们联系，我们将按规定支付酬劳。

（2）本书没有注明资料来源的案例均为编者自编或根据真实事件改编。

本书配套资源下载网址和联系方式

网址：https://www.wenjingketang.com

电话：400-117-9835

邮箱：book@wenjingketang.com

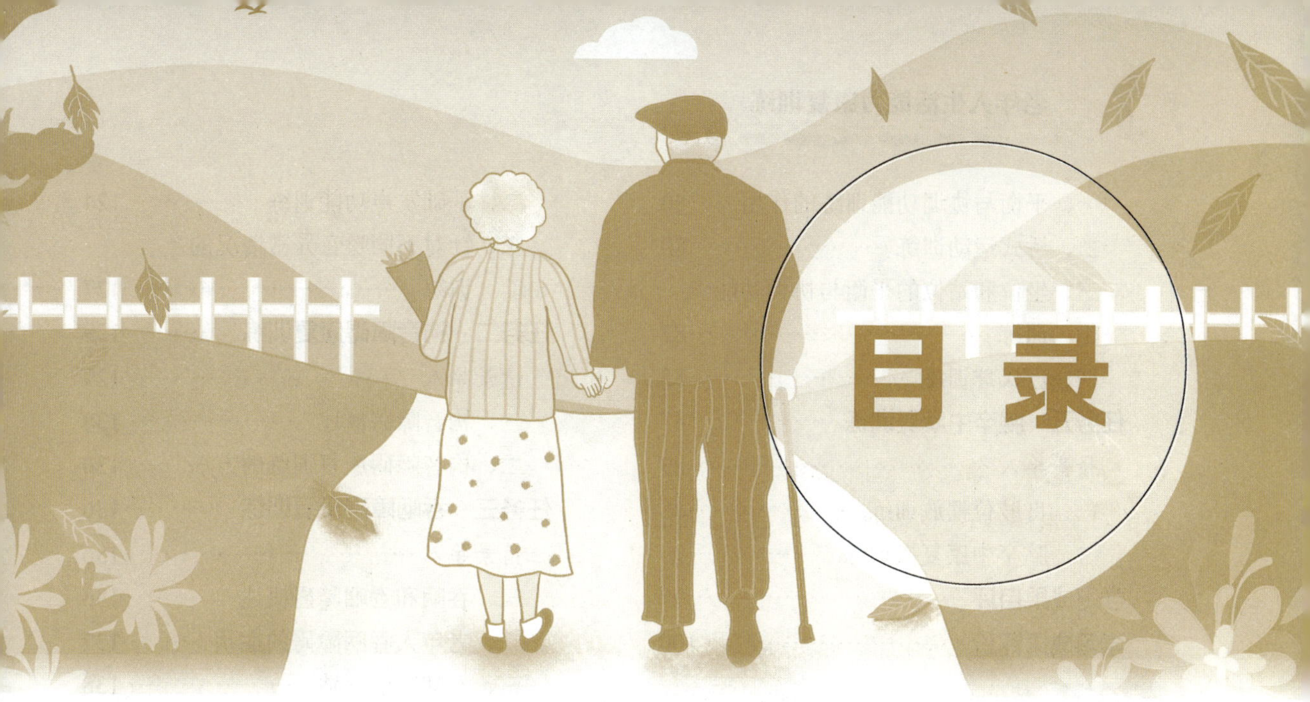

绪 论 ……………………………………1

一、老年人康复训练概述 ……………1
二、老年人康复训练工作 ……………3

项目一 老年人生活自理能力康复训练 ……………………………5

任务一 穿脱衣物训练 ………………6
情景导入 ………………………………6
一、老年人衣物选择标准 ……………6
二、穿脱上衣训练 ……………………7
三、穿脱裤子训练 ……………………13
四、穿脱鞋袜训练 ……………………18
任务二 清洁身体训练 ………………21
情景导入 ………………………………21
一、盥洗训练 …………………………22
二、擦洗下肢训练 ……………………25
三、洗澡训练 …………………………27
任务三 进食和饮水训练 ……………35
情景导入 ………………………………35
一、进食和饮水辅具 …………………35
二、进食和饮水训练的方法 …………37
三、进食和饮水训练的注意事项 ……41
任务四 如厕训练 ……………………42
情景导入 ………………………………42
一、乘轮椅如厕训练 …………………42
二、大小便失禁康复训练 ……………47
学习成果自评 …………………………50
学习成果评价 …………………………52

项目二 老年人基础运动能力康复训练 ……………………………53

任务一 体位转换训练 ………………54
情景导入 ………………………………54
一、仰卧位与侧卧位之间的转换训练 ……………………………54
二、卧位与床边坐位之间的转换训练 ……………………………57
三、床边坐位与站位之间的转换训练 ……………………………59
四、床与轮椅间的转移训练 …………60
任务二 肌力训练 ……………………64
情景导入 ………………………………64
一、肌力训练的作用 …………………64
二、上肢肌力训练 ……………………65
三、下肢肌力训练 ……………………69
任务三 步行训练 ……………………74
情景导入 ………………………………74
一、助行器的概念和分类 ……………74
二、使用助行器进行步行训练 ………75
任务四 平衡与协调功能训练 ………80
情景导入 ………………………………80

一、平衡与协调功能训练的作用 …… 80
二、桥式运动训练 …… 80
三、坐位和站位的平衡与协调功能训练 …… 82
四、巴氏球训练 …… 85
任务五 脑卒中康复训练 …… 87
情景导入 …… 87
一、良肢位摆放训练 …… 88
二、脑卒中康复操训练 …… 95
学习成果自评 …… 98
学习成果评价 …… 100

项目三 老年人认知障碍康复训练 …… 101

任务一 记忆力训练 …… 102
情景导入 …… 102
一、瞬时记忆力和短时记忆力训练 …… 102
二、长时记忆力训练 …… 105
任务二 思维能力训练 …… 109
情景导入 …… 109
一、分类能力与整合能力训练 …… 109
二、计算能力训练 …… 112
三、判断与推理能力训练 …… 114
任务三 注意力、定向力和失认训练 …… 116
情景导入 …… 116
一、注意力训练 …… 117
二、定向力训练 …… 117
三、失认训练 …… 119
学习成果自评 …… 120
学习成果评价 …… 121

项目四 老年人言语与吞咽障碍康复训练 …… 122

任务一 发声障碍康复训练 …… 123
情景导入 …… 123
一、老年人发声障碍的类型 …… 123
二、基础发声功能训练 …… 124
三、针对不同嗓音异常情况的训练 …… 127
任务二 构音障碍康复训练 …… 129
情景导入 …… 129
一、构音障碍概述 …… 130
二、构音障碍康复训练的方法 …… 130
任务三 吞咽障碍康复训练 …… 136
情景导入 …… 136
一、吞咽和吞咽障碍概述 …… 136
二、老年人吞咽障碍的症状 …… 137
三、吞咽功能评估 …… 138
四、吞咽障碍康复训练的方法 …… 138
学习成果自评 …… 143
学习成果评价 …… 145

项目五 老年人康乐活动训练 …… 146

任务一 绘画活动和手工活动指导 …… 147
情景导入 …… 147
一、绘画活动 …… 147
二、手工活动 …… 149
任务二 娱乐活动指导 …… 152
情景导入 …… 152
一、音乐活动 …… 152
二、益智活动 …… 155
三、园艺活动 …… 157
任务三 社区用健身器材使用指导 …… 159
情景导入 …… 159
一、健身器材概述 …… 160
二、常见的社区用健身器材 …… 160
三、指导老年人使用健身器材的注意事项 …… 162
学习成果自评 …… 164
学习成果评价 …… 165

参考文献 …… 166

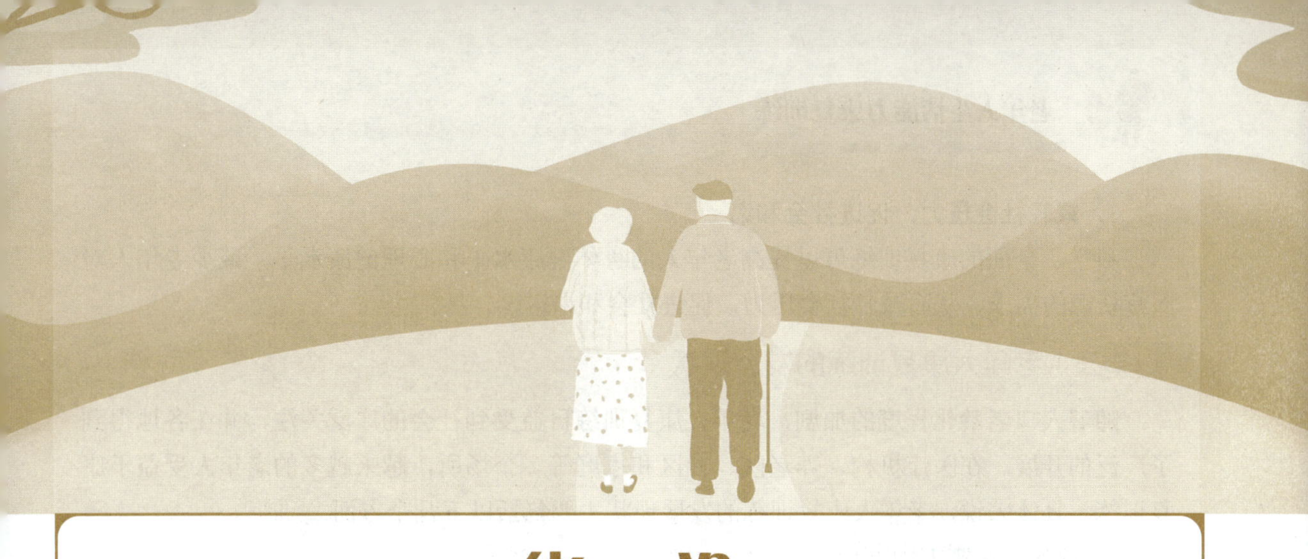

绪　论

一、老年人康复训练概述

康复是指综合、协调地采取一系列措施，以消除或减轻病、伤、残者的功能障碍，提高其生存质量，帮助其重返社会的过程。老年人康复训练主要针对60周岁及以上出现功能障碍的老年人群。

（一）老年人康复训练的内容

本书所要介绍的老年人康复训练，主要是指老年人生活能力康复训练，即为了恢复和提高老年人进行日常生活中必要活动所需能力的康复训练，包括老年人生活自理能力康复训练、基础运动能力康复训练、认知障碍康复训练、言语与吞咽障碍康复训练和康乐活动训练。

（二）老年人康复训练的意义

康复训练可以满足老年人在身体、认知和情感层面的需求，这对恢复老年人身体机能，提升老年人社会参与感和实现健康老龄化都具有重大的意义。具体来说，老年人康复训练主要有以下意义。

1. 提高生活质量，延长预期寿命

老年人康复训练在一定程度上能够弥补各种疾病带来的健康缺陷，促进老年人身体机能的修复。这不仅能为他们的日常生活注入活力，提高他们的生活质量，而且可以让他们的身体素质得到提升，进而延长他们的寿命。

2. 树立康复信心，重新融入社会

老年人常常因为身体的衰退和社会活动的减少而产生焦虑、抑郁等负面情绪。这些情绪不仅影响康复进程，还可能对疾病的预防和治疗产生不利影响。通过科学合理的康复训练，老年人可以逐渐感受到身体状况的改善，树立康复信心，从而更加积极地参与社会活动，获得重返社会的满足感。

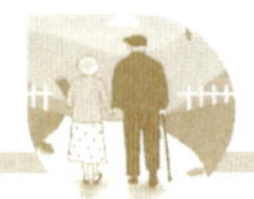

3．减轻社会压力，促进社会和谐

科学、全面的康复训练可以提高老年人的身体健康水平和心理健康水平，减少老年人对医疗资源的需求，从而减轻社会压力，促进社会和谐。

（三）老年人康复训练的发展现状

随着人口老龄化程度的加剧，老年人康复训练日益受到社会的广泛关注，并在各地得到了广泛的开展。在医疗机构、养老院、社区和家庭等多个场所，越来越多的老年人受益于康复训练。具体来说，老年人康复训练的发展现状主要包括以下几个方面。

1．康复训练需求增加

随着年龄的增加，老年人的身体机能会逐渐衰退，需要通过康复训练来提升身体机能。此外，随着生活品质的提升和健康观念的转变，老年人对生活质量的要求也在不断提高。因此，老年人对于康复训练的需求正呈现出明显的增长趋势。

2．康复服务机构数量增加

目前，我国康复服务机构（如养老院、社区康复中心等）的数量正在不断增加，为需要进行康复训练的老年人提供了更多的选择，使得老年人能够获得更好的康复治疗，也为老年人提供了更多与养老护理员（以下简称“护理员”）进行交流的机会。

3．康复训练质量提升

随着科学技术的进步，目前的康复服务机构引进了大量先进的康复设备，为老年人提供了更加精准、个性化的康复训练服务。此外，随着社会对康复训练的重视程度不断加深，康复服务机构也在不断提高康复训练的质量。

4．数字化转型

随着科学技术的发展，老年人康复训练也逐渐实现数字化转型。通过引入智能康复设备、远程康复指导等科技成果，老年人进行康复训练变得更加便捷。数字化转型不仅提高了康复训练的效率和效果，也为老年人提供了更加舒适、安全的康复环境。

智慧养老——让老年生活无边界

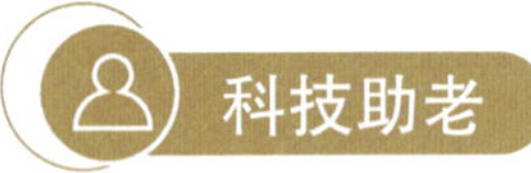

数字化助力养老行业发展

工业和信息化部、民政部、国家卫生健康委联合发布的《智慧健康养老产业发展行动计划（2021—2025 年）》提出，打造智慧健康养老新产品、新业态、新模式，为满足人民群众日益增长的健康及养老需求提供有力支撑。

智能化、数字化是养老行业未来发展的趋势，智慧养老服务体系在提高服务质量和效率、创新养老服务方式、促进养老服务供需对接等方面大有可为。此外，数字赋能可以真正让技术更便捷、更高效、更实惠地为老年人所用，从而提高老年人的生活品质。推进智慧养老，是构筑美好数字生活的题中应有之义，顺应这一社会发展趋势，帮助老年人跨过“数字鸿沟”，持续提升养老服务水平，定能为老年人生活插上科技的翅膀，让技术进步的红利真正变成老年人的福祉。

二、老年人康复训练工作

老年人康复训练工作是一项专业性较强的康复护理工作，其目标是通过为老年人制订符合其需求的个性化康复训练计划并付诸实施，帮助老年人增强自主性和独立性，让老年人享受更健康、愉悦和有意义的晚年生活。

（一）老年人康复训练工作的流程

老年人康复训练工作的流程包括评估、制订康复训练计划和实施康复训练计划。

1．评估

评估是康复训练工作的第一步。康复师通过观察和测试，并与老年人交流，可获取与老年人身体和心理状况相关的信息，如老年人的生活方式、健康状况、日常活动能力、认知水平、情感状态和社交情况等。通过评估，康复师能够深入了解老年人的康复需求，为康复训练计划的制订提供依据。

2．制订康复训练计划

基于评估结果，康复师可为老年人制订个性化康复训练计划。计划内容包括具体的时间表、训练方法、社交互动策略和突发情况下的应对措施等。在制订计划时，康复师应综合考虑老年人的康复目标、兴趣爱好、生活环境等因素。此外，康复师应注意避免让老年人过度训练，以免老年人疲惫或受伤。

3．实施康复训练计划

康复训练计划制订完成后，需要将其转化为具体行动。该阶段的工作可由护理员来完成，本书就是围绕这一阶段的工作内容展开介绍的。护理员在康复训练工作中，需综合运用身体锻炼、认知训练、心理支持和社交互动等多种方式，指导并协助老年人落实康复训练计划，以提高他们的身体素质。

这一阶段的工作内容主要包括以下几个方面。

（1）人性化指导

在进行每一项训练前，护理员都应该积极地与老年人沟通，告知他们康复训练的目的和方法，确保老年人理解并积极参与康复训练。在训练过程中，护理员也要为老年人提供人性化指导，理解老年人的感受，鼓励老年人多表达自己的想法，并提出问题和建议。

（2）动态调整

在训练过程中，护理员应密切关注老年人的康复情况，随时调整康复训练计划，确保其与老年人的需求和身体状况相符，以达到最佳的康复效果。

（3）紧急情况处理

在康复训练过程中，护理员需要及时对出现的紧急情况进行处理，如老年人跌倒、晕厥等。护理员还应记录紧急情况的详细信息，包括发生的时间与地点、涉及的人员、采取的措施等，这些记录对于康复训练计划的评估和改进非常重要。

（二）老年人康复训练工作对护理员的素质要求

为有需要的老年人提供康复服务，是护理员的主要工作职责之一。要想做好老年人康复训练工作，护理员除了要掌握扎实的基础知识和熟练的专业技能，还应达到以下要求。

1．热爱本职工作

热爱本职工作是护理员在从事老年人康复训练工作中需具备的首要素质。热爱是一种情感驱动力，能够激发创造力和责任感。只有怀揣着对康复事业的热情，护理员才能全情投入，不断探索和创新康复方法，帮助老年人实现康复目标。同时，只有热爱本职工作，护理员才能做到用心倾听老年人的心声，关注他们的个体差异及他们在康复训练过程中遇到的困难，从而为老年人提供最佳的康复训练服务。

2．具备奉献精神

奉献精神能够激励护理员不计较个人得失，而将老年人的需求和利益置于首位。护理员的奉献精神体现在不论发生任何情况，都能做到充分理解和尊重老年人，关心老年人的情感和生活，帮助老年人克服困难。只有具备这样的奉献精神，护理员才能够得到老年人的信任，并与之建立起情感纽带，从而实现更有效的康复训练。

3．恪守岗位职责

在老年人康复训练工作中，护理员应时刻牢记自己的职责，严格按照专业知识和规范来指导老年人进行康复训练。此外，在遇到困难和挑战时，护理员应勇于承担责任，积极寻找解决方案，确保为老年人提供专业的康复训练服务。

4．不断提高职业水平

老年人康复训练领域的发展日新月异，护理员需要持续学习，不断提升自身的职业水平，以适应新的挑战和变化。护理员应当积极参与各种培训、学术交流等活动，掌握最新的康复技术和方法，并将其运用到实际工作中，在更好地为老年人提供服务的同时，实现自身的职业发展。

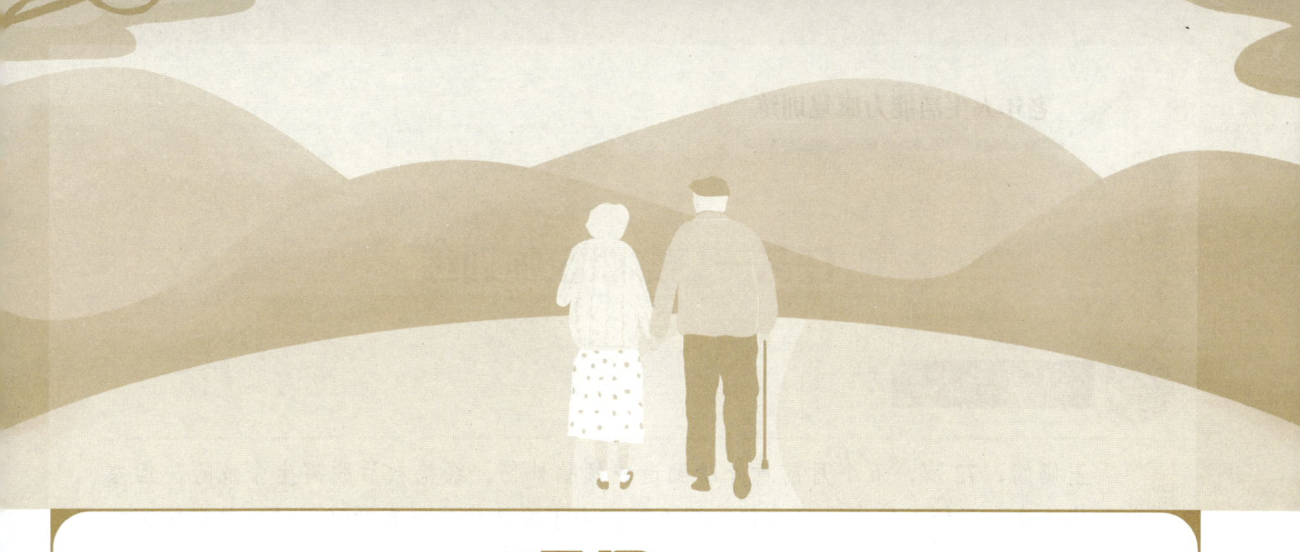

项目一 老年人生活自理能力康复训练

项目引言

随着人口老龄化程度的加剧，老年人生活质量的提升逐渐成为社会关注的焦点，而恢复和维持老年人的生活自理能力对于保障老年人生活质量具有至关重要的作用。本项目主要介绍如何通过专业的康复训练，帮助老年人提升生活自理能力，即穿脱衣物、清洁身体、进食和饮水、如厕等日常生活活动的能力，从而帮助老年人克服生活中的困难，增强自信心和自尊心，提高生活质量。

任务清单

完成一项学习任务后，请在对应的方框中打钩。

课前预习	□	预习课本知识
	□	对老年人生活自理能力康复训练的方法有初步的了解
	□	通过网络搜集有关老年人生活自理能力康复训练的资料和案例
课堂学习	□	了解老年人生活自理能力康复训练的方法
	□	掌握老年人穿脱衣物训练、清洁身体训练、进食和饮水训练、如厕训练的操作流程
	□	培养耐心、细致的品质，理解老年人的生活需求和困难，并为其提供必要的帮助和指导
实训练习	□	完成“边学边练”模块的实训操作并交流心得
	□	完成“学习成果自评”与“学习成果评价”
	□	提高职业素养，能运用所学知识处理训练过程中的突发情况

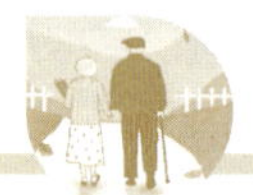

任务一　穿脱衣物训练

情景导入

王奶奶，72 岁，五个月前意外跌倒造成颅脑外伤，经抢救后脱离生命危险，但左侧肢体瘫痪。王奶奶于四个月前转入疗养院，由于左侧肢体一直活动不便，她日常穿脱衣物都是由护理员照料的。近日，王奶奶身体有所好转，左侧肢体可进行轻微活动，精神状态也不错，因此她想练习自己穿脱衣物。

思考：

（1）帮助老年人选择衣物的标准有哪些？

（2）护理员可采取怎样的方式帮助王奶奶进行穿脱衣物训练？

一、老年人衣物选择标准

老年人由于身体衰老，免疫力和抵抗力都在不断下降，体温调节能力也较差，所以护理员在指导老年人进行穿脱衣物训练之前，应根据老年人的身体状况，为其选择兼具季节性、舒适性和整洁性的衣物。

（一）季节性

护理员在为老年人选择衣物时，要根据季节的不同为其选择合适的款式。例如，在寒冷的季节，可为老年人选择保暖的衣物，如羊毛衫或轻薄的保暖内衣，以免老年人在训练期间受凉；在温暖的季节，可为老年人选择透气性好的衣物，如棉质或麻质面料的衣物，以确保老年人在训练时保持清爽。

（二）舒适性

为了使老年人在训练过程中保持舒适，护理员应为其选择柔软、温和、对皮肤刺激性小的衣物。同时，护理员不应为老年人选择过于紧身的衣物，以免训练过程中老年人的活动范围被限制。

（三）整洁性

护理员应为老年人选择易于清洗和维护的衣物，避免选择装饰过于复杂的衣物。同时，护理员应为老年人选择浅色衣物，这样便于发现污渍和及时处理。

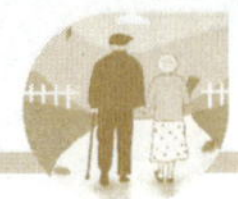

二、穿脱上衣训练

开襟上衣和套头上衣是老年人日常生活中最常穿的两种上衣，具有易穿脱、易折叠等优点，下面将分别介绍这两种上衣的穿脱训练流程。

（一）穿脱开襟上衣训练

1．准备工作

准备记录用纸笔 1 套、可供老年人挑选的开襟上衣 2 件，采用七步洗手法洗净双手并佩戴口罩和手套。

2．训练前沟通

简单介绍自己并核对床号和姓名，向老年人说明本次康复训练的项目、作用和时长，并询问室内温度和湿度是否合适、是否需要协助老年人在训练前如厕。

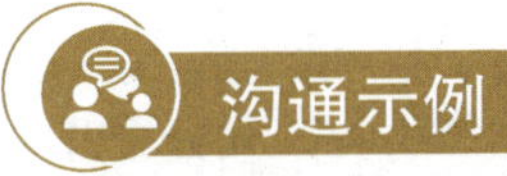

沟通示例

王奶奶您好，我是您的护理员小李，可以告诉我您的床号和姓名吗？按照您的康复训练计划，我们今天要进行的是穿脱开襟上衣训练，经过训练以后您就可以自己穿漂亮的衣服了。您觉得现在室内的温度是否合适呢？需要我先协助您上厕所吗？今天的训练大概需要半个小时，我们现在开始，好吗？

3．身体素质评估

查看老年人健侧上肢（下肢）抬起情况、患侧上肢（下肢）平移情况、手（脚）腕活动情况，确认老年人的皮肤是否完好，并在评估完成后帮助老年人按摩放松。

4．穿开襟上衣训练

（1）示范

按以下步骤为老年人示范穿开襟上衣的方法（见图 1-1）：

① 用健侧手抓住衣领，将衣服里侧朝向自己。

② 用健侧手将衣袖缓缓套在患侧小臂上，然后向上拉至手肘处，再拉至肩膀处。

③ 伸出健侧手绕到颈后，将另一侧衣袖拉至健侧上肢旁，然后将健侧上肢从衣袖伸出，并整理衣领。

④ 用患侧手压住衣服，用健侧手将纽扣从上至下扣紧，最后用健侧手将衣服整理平整。

⑤ 询问老年人自己的示范是否清楚，若老年人有疑问，应及时向老年人解释或重新示范一次。

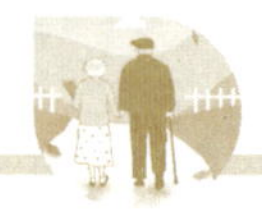

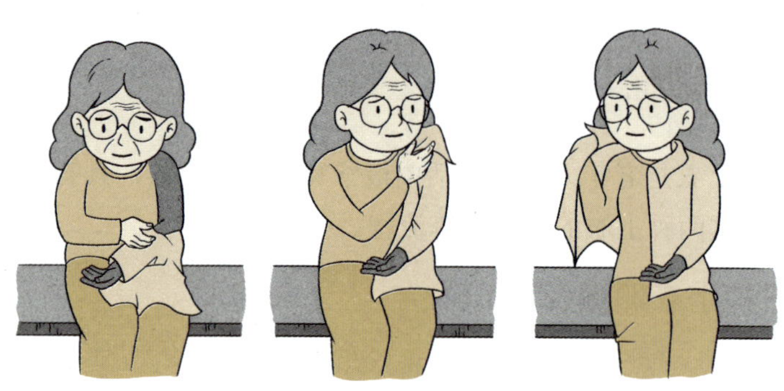

图 1-1　穿开襟上衣的方法（图中阴影部分代表患侧，下同）

（2）指导

确保老年人坐稳，然后指导老年人按照上述方法一步一步操作。

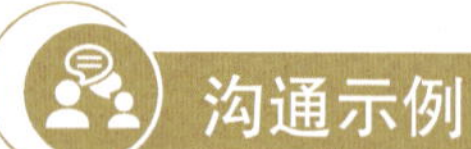

王奶奶，那我们现在就按照刚才我所示范的来操作一下好不好？您放心，我会全程在旁边保护您，训练过程中您有任何疑问都可以询问我。那我们开始吧。

5．脱开襟上衣训练

（1）示范

按以下步骤为老年人示范脱开襟上衣的方法（见图 1-2）：

① 用患侧手压住衣服，用健侧手将纽扣从上至下解开。

② 用健侧手将患侧肩膀处的衣领拉至肩膀下，然后用健侧手抓紧健侧袖口向下拉，将健侧衣袖脱下。

③ 用健侧手缓缓将患侧上肢的衣袖先脱至手肘处，再脱至手腕处，最后将衣袖完全脱下。

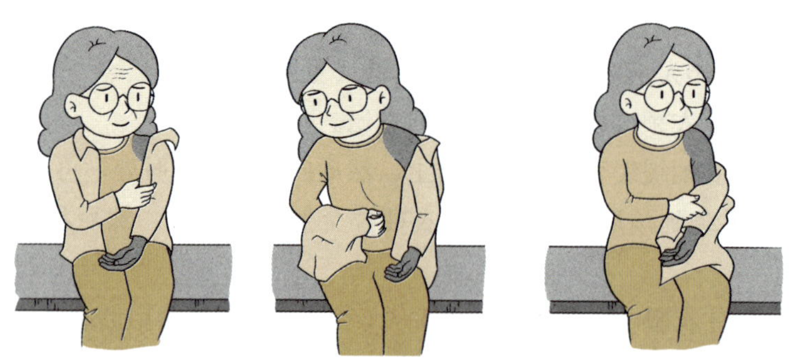

图 1-2　脱开襟上衣的方法

（2）指导

确保老年人坐稳，然后指导老年人按照上述方法一步一步操作。

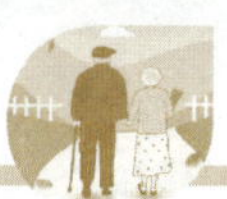

沟通示例

王奶奶，刚刚我给您示范的是脱开襟上衣训练步骤，我示范清楚了吗？您有任何疑问都可以询问我，那我们现在开始，好吗？

6．训练后沟通

告知老年人下一次训练的时间，询问老年人在训练过程中的感受，并对其进行表扬和鼓励，以增强老年人的自信心。

沟通示例

王奶奶，我们今天的穿脱开襟上衣训练就结束啦！感谢您的配合！下一次训练的时间是明天。您今天感觉怎么样呢？您今天表现得很棒，只要坚持训练，一定会慢慢好转的。

7．训练后其他事项

将老年人换下来的衣服清洗干净、消毒、晾干备用，并再次清洗双手。记录老年人的训练情况（如配合情况、训练方法掌握程度、身体康复情况等）和下一次训练的时间。

小贴士

护理员在指导老年人进行穿脱开襟上衣训练时，有以下注意事项：

（1）在冬季进行穿脱开襟上衣训练时，要注意调节室内温度，以免老年人受凉。

（2）在穿开襟上衣方法的示范过程中，向老年人示范将健侧手绕到颈后的动作时，可转过身背对老年人，让老年人清晰地看到背后的动作。

（3）训练结束后，可建议老年人经常练习用健侧手摸后颈的动作，这样既有利于老年人在穿开襟上衣时更熟练，也能避免韧带拉伤。

（二）穿脱套头上衣训练

1．准备工作

准备记录用纸笔 1 套、可供老年人挑选的套头上衣 2 件，采用七步洗手法洗净双手并佩戴口罩和手套。在训练前，护理员应为室内通风，以保证空气清新。

2．训练前沟通

简单介绍自己并核对床号和姓名，向老年人说明本次康复训练的项目和计划训练的时长，并询问室内温度和湿度是否合适。

沟通示例

王奶奶您好，我是您的护理员小李，能问一下您的床号和姓名吗？按照之前制订的康复训练计划，我们今天要进行的是穿脱套头上衣训练。我为您准备了两件套头上衣，一会儿您可以选择一件自己喜欢的。我已经给室内通过风了，温度和湿度您觉得合适吗？今天的训练大概需要半个小时，我们现在开始，好吗？

3．身体素质评估

观察老年人的身体状况有无异常，是否适合训练；评估老年人的健侧手（脚）抬起情况、患侧手（脚）平移情况、手（脚）腕活动情况、患侧手肘伸展情况，确认老年人的皮肤是否完好，并在评估完成后帮助老年人按摩放松。

4．穿套头上衣训练

穿套头上衣的方法有两种，护理员可分别进行示范，然后根据老年人的具体情况和老年人的意愿选择其中一种。

（1）方法一（见图 1-3）示范

① 辨别套头上衣的正面和背面，将其正面朝下平铺在大腿上，衣服下摆朝向自己，衣领朝向远端。

② 用健侧手将患侧衣袖套入患侧上肢，并使患侧手从袖口伸出。

③ 将衣服尽可能拉至肩膀处，使头部从领口穿出。

④ 将健侧上肢从对应的衣袖中伸出，将衣服整理平整。

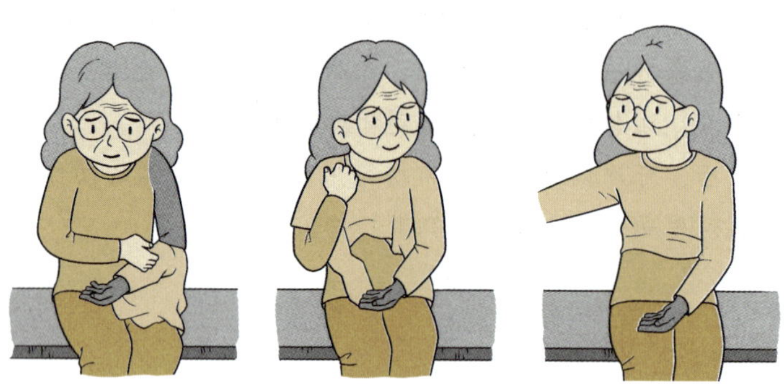

图 1-3　穿套头上衣方法一

（2）方法二示范

① 辨别套头上衣的正面和背面，将其正面朝下平铺在大腿上，衣服下摆朝向自己，衣领朝向远端。

② 用健侧手将患侧衣袖套入患侧上肢，并使患侧手从袖口伸出。

③ 将健侧上肢从对应袖口中伸出，并将两侧衣袖尽可能向肩部收拢。

④ 身体微微前倾，使头部从领口穿出，用健侧手将衣服整理平整。

（3）指导

协助老年人在椅子上坐稳，然后指导老年人按照方法一或方法二逐步完成训练操作。

沟通示例

王奶奶，刚刚我为您示范了两种穿套头上衣的方法，我们一会儿可以将两种方法都尝试一下，这样方便您根据自己的身体情况选择一种更合适的方法。您放心，我会全程在旁边保护您，训练过程中您有任何疑问都可以询问我。那我们开始吧。

5．脱套头上衣训练

（1）示范

按以下步骤为老年人示范脱套头上衣的方法（见图 1-4）：

① 用健侧手将套头上衣向上提至腋窝处。

② 将身体微微前倾，将健侧手绕到颈后抓住衣领，低头，使头部从领口中退出。

③ 用健侧手拉住健侧袖口，将健侧衣袖脱下。

④ 用健侧手将患侧衣袖从上至下缓缓脱下。

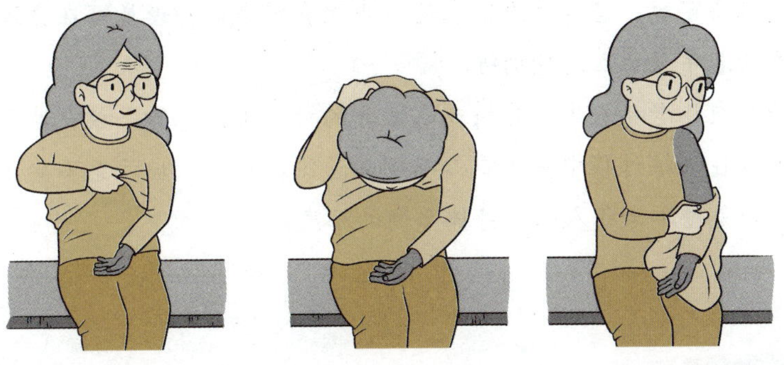

图 1-4　脱套头上衣的方法

（2）指导

协助老年人在椅子上坐稳，然后指导老年人按照上述方法逐步完成训练操作。

沟通示例

王奶奶，脱套头上衣的训练步骤我刚刚给您示范了一遍，您在训练过程中身体有任何不适一定要告诉我，那我们现在开始，好吗？

6．训练后沟通

训练结束后，护理员应询问老年人本次训练感觉如何、是否适应目前的训练强度，并告知老年人下一次训练的时间。

沟通示例

王奶奶，我们今天的穿脱套头上衣训练结束啦。您今天表现得很棒，再多练习几次您就可以自己穿脱上衣了。下一次训练的时间是明天，您觉得可以吗？如果您觉得时间安排不合适，一定要告诉我。那您好好休息，我明天再来看您。

7．**训练后其他事项**

将老年人换下来的衣服清洗干净、消毒、晾干备用，并再次清洗双手。记录老年人的训练情况（如配合情况、训练方法掌握程度、身体康复情况等）、老年人的反馈（如训练强度是否合适、训练流程是否合理等）和下一次训练的时间。

小贴士

护理员指导老年人进行穿脱套头上衣训练时，有以下注意事项：

（1）老年人在做头部进出套头上衣领口的动作时，护理员应提醒老年人将身体微微前倾，这样更容易穿脱。若老年人完成这一步骤有困难，护理员可在旁边协助老年人多练习几次，再让老年人独立进行训练。

（2）护理员应让老年人坐在轮椅或有靠背的椅子上，双脚平放在地上，并确保老年人坐稳，以免其在训练过程中失去重心而倒向患侧。此外，应注意不要让老年人坐在床上进行训练，以免增加老年人维持身体平衡的难度。

边学边练

指导张奶奶进行穿脱上衣训练

【背景材料】

张奶奶，71岁，一个月前患脑血管病导致左侧肢体瘫痪，目前在××养老院进行康复训练，今天张奶奶想自己穿脱上衣。

【练习流程】

（1）两人一组，分别扮演张奶奶与护理员，进行穿脱上衣训练。

（2）交换角色再次练习。交换角色时，可假设“张奶奶”右侧肢体瘫痪，从而全面地进行练习。

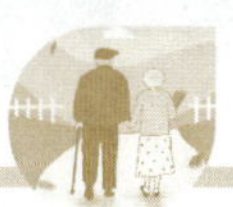

（3）小组成员在练习结束后交流：对方在扮演护理员时是否存在问题，如在老年人穿脱套头上衣时是否提醒老年人将身体前倾、健侧与患侧衣袖的穿脱顺序是否示范正确等。

三、穿脱裤子训练

老年人在进行穿脱裤子训练时可采取坐位和卧位两种体位，护理员可指导老年人根据自己的习惯选择其中一种方式进行训练。

（一）坐位穿脱裤子训练

1．准备工作

准备记录用纸笔 1 套、可供老年人挑选的裤子 2 条，采用七步洗手法洗净双手并佩戴口罩和手套。

2．训练前沟通

简单介绍自己并核对床号和姓名，向老年人说明本次康复训练的项目、作用和时长，以取得老年人的配合。

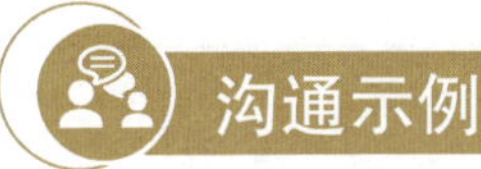

沟通示例

王奶奶您好，我是您的护理员小李，可以告诉我您的床号和姓名吗？按照您的康复训练计划，我们今天要进行的是坐位穿脱裤子训练，预计时长是 45 分钟。今天外面天气不错，一会儿训练结束后我带您去楼下的公园转一转好不好？

3．身体素质评估

查看老年人患侧手脚活动情况。指导老年人取坐位，并向两侧倾斜，以评估老年人的坐位平衡能力。在评估完成后，护理员应帮助老年人按摩放松。

4．坐位穿裤子训练

（1）示范

按以下步骤为老年人示范坐位穿裤子的方法（见图 1-5）：

① 在椅子上坐稳，将患侧下肢搭在健侧下肢上，并使身体保持稳定。

② 判断裤子的正反面，用健侧手将裤腿套在患侧下肢上，确保脚部穿出裤腿，然后将裤子提至膝盖处，放平患侧下肢。

③ 坐稳后，将健侧下肢伸入另一侧裤腿并穿出，将裤子提至膝盖处。

④ 在确保重心稳定的情况下缓慢站立，用双手将裤子提至腰部，拉上拉链并扣上纽扣。

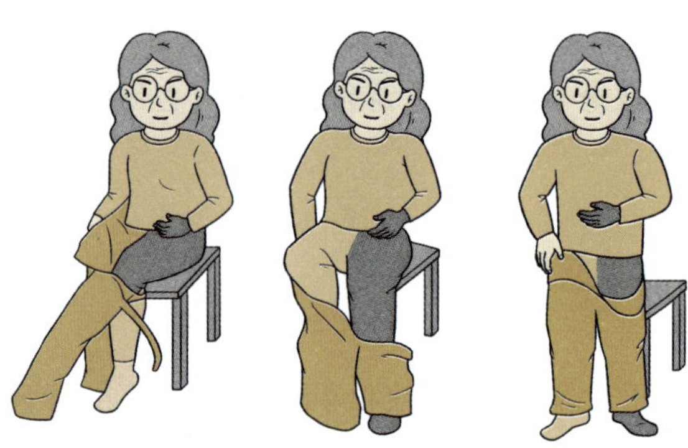

图 1-5　坐位穿裤子的方法

（2）指导

指导老年人按照上述方法进行操作。

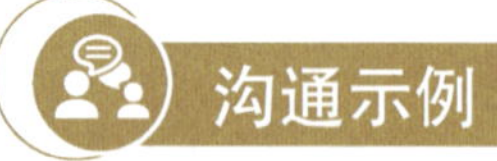

王奶奶，我们接下来按照刚刚的示范进行坐位穿裤子训练吧。训练时，请您务必保持重心稳定。中途有任何情况您都可以随时停止，那我们现在开始，好吗？

5．坐位脱裤子训练

（1）示范

坐位脱裤子训练与穿裤子训练的步骤相反，具体如下：

① 保持重心稳定，解开裤子的纽扣，拉下拉链，将裤子轻轻向下拽至膝部，然后在椅子上坐稳。

② 用健侧手拽住健侧裤脚，同时将健侧下肢抽出，脱下健侧裤腿。

③ 用健侧手缓缓将患侧裤腿脱下。

（2）指导

指导老年人按照上述方法进行操作。

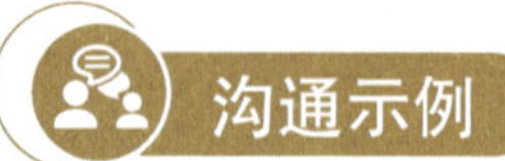

王奶奶，刚刚给您示范的是坐位脱裤子的动作，这组动作比较简单，只需将穿裤子的动作顺序完全反过来就好，我们来练习一下吧。

6．训练后沟通

训练结束后，护理员应询问老年人本次训练是否存在困难，并告知老年人下一次训练的时间。

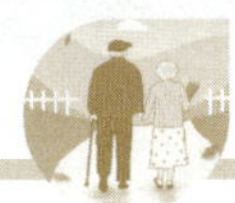

沟通示例

王奶奶，我们今天的坐位穿脱裤子训练结束啦，下一次训练的时间是明天。一会儿我去清洗一下您换下来的裤子，之后带您下楼去公园里转转，多活动双腿有助于您更好地进行训练。

7．训练后其他事项

将老年人换下来的裤子清洗干净、消毒、晾干备用，并再次清洗双手。记录老年人训练的情况（如配合情况、训练动作掌握情况等）和下一次训练的时间。

小 贴 士

护理员在指导老年人进行坐位穿脱裤子训练时，有以下注意事项：

（1）在整个训练过程中，应尽量让老年人保持患侧上肢充分伸展，这样不仅可以防止在提起裤子时一侧裤腿滑落，还可以锻炼患侧上肢的屈伸功能，对老年人的康复有很大的帮助。

（2）若老年人在站立时保持重心稳定较为困难，可在老年人面前放置一张桌子，或让老年人倚靠墙边的扶手进行训练。

（3）训练过程中应拉上窗帘，以保护老年人的隐私。

（二）卧位穿脱裤子训练

1．准备工作

准备记录用纸笔 1 套、可供老年人挑选的裤子 2 条，采用七步洗手法洗净双手并佩戴口罩和手套。

2．训练前沟通

简单介绍自己并核对床号和姓名，向老年人说明本次康复训练的项目、作用，并询问室内环境是否舒适。

沟通示例

王奶奶您好，我是您的护理员小李，可以告诉我您的床号和姓名吗？我们今天要进行的是卧位穿脱裤子训练，我已经帮您给房间通过风了，一会儿训练时我会将窗户关上并拉上窗帘。您觉得目前的温度和湿度合适吗？

3．身体素质评估

评估老年人的精神状态和下肢恢复情况，判断其是否适合进行卧位穿脱裤子训练。

4．卧位穿裤子训练

（1）示范

按以下步骤为老年人示范卧位穿裤子的方法（见图 1-6）：

① 坐在床中间，双腿微屈。

② 判断裤子的正反面，用健侧手将裤腿套在患侧下肢上，确保脚部穿出裤腿，然后将裤子提至大腿处。

③ 将健侧下肢缓慢伸入另一侧裤腿并穿出。

④ 取仰卧位，健侧膝关节屈曲，微微向上抬起臀部，用健侧手将裤子提至腰部，最后拉上拉链并扣上纽扣。

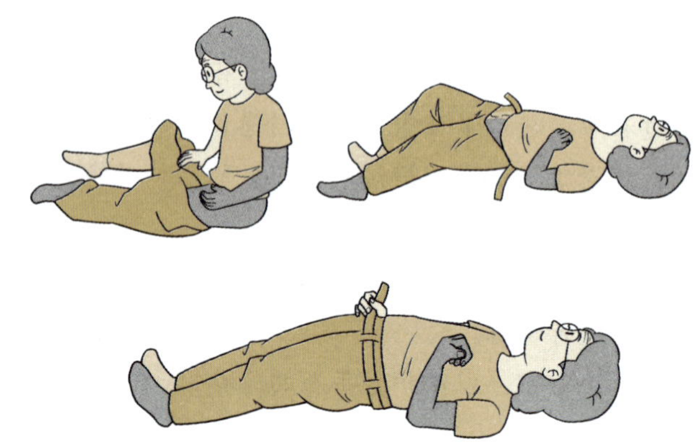

图 1-6　卧位穿裤子的方法

（2）指导

指导老年人按照上述方法进行操作。

沟通示例

王奶奶，我现在扶您在床上坐好，您可以扶着床边的扶手，我们按照刚才的步骤训练可以吗？

5．卧位脱裤子训练

（1）示范

卧位脱裤子训练与穿裤子训练的步骤相反，具体如下：

① 取仰卧位，解开纽扣并拉下拉链，将臀部微微抬起，同时用健侧手将裤子脱至大腿处。

② 取坐位，双腿微屈，用健侧手拽住健侧裤腿，同时将健侧下肢抽出，脱下健侧裤腿。

③ 用健侧手缓缓将患侧裤腿脱下。

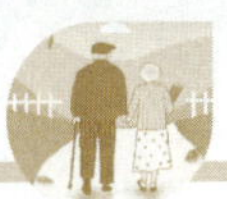

（2）指导

指导老年人按照上述步骤进行训练。

沟通示例

王奶奶，卧位脱裤子的动作顺序与穿裤子的动作顺序刚好是相反的，我们先躺下来，然后一步一步来训练，好吗？

6. 训练后沟通

训练结束后，护理员应询问老年人有无头晕、恶心等症状，并多夸赞、鼓励老年人，以增强其康复的信心。

沟通示例

王奶奶，您真厉害，可以自己脱裤子了。您现在有没有头晕、恶心等症状？如果身体有不舒服的地方一定要告诉我。那我们今天先进行到这里，我下次再来看您。

7. 训练后其他事项

将老年人换下来的裤子清洗干净、消毒、晾干备用，并再次清洗双手。记录老年人的身体康复情况、训练过程中的反应、身体有无不适症状等。

小贴士

护理员在指导老年人进行卧位穿脱裤子训练时，有以下注意事项：

（1）老年人的皮肤保存水分的能力较弱，皮肤容易干燥和脱屑。护理员在检查老年人皮肤是否完好时，若发现有碎屑或污垢，应及时为老年人清洁皮肤，并涂上润肤乳，以补充皮肤水分。另外，在训练过程中，应避免佩戴手表、手链等易划伤老年人皮肤的饰品。

（2）在指导老年人训练时，应站在老年人的患侧，以保护其安全。

（3）告知老年人在日常生活中可通过做手指操来提高双手的灵活度，这对穿脱裤子训练十分有帮助。

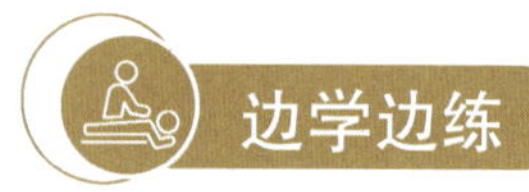

边学边练

指导李爷爷进行穿脱裤子训练

【背景材料】

李爷爷，68 岁，三个月前突发脑梗死导致左侧肢体瘫痪，目前住在××养老院。现在是清晨，李爷爷刚刚醒来。

【练习流程】

（1）两人一组，分别扮演李爷爷与护理员，进行穿脱裤子训练。

（2）交换角色再次练习。交换角色时，可假设“李爷爷”右侧肢体瘫痪，从而全面地进行练习。

（3）小组成员在练习结束后交流：对方在扮演护理员时是否存在问题，如健侧与患侧裤子的穿脱顺序是否示范正确、是否有提醒老年人保持患侧上肢充分伸展等。

四、穿脱鞋袜训练

（一）穿脱鞋袜训练流程

1．准备工作

准备记录用纸笔 1 套、可供老年人挑选的鞋袜 2 双，采用七步洗手法洗净双手并佩戴口罩和手套。

2．训练前沟通

简单介绍自己并核对床号和姓名，向老年人说明即将进行的康复训练项目及其作用。

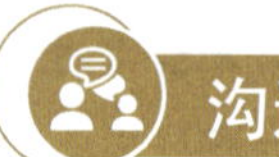

沟通示例

王奶奶您好，我是您的护理员小李，可以告诉我您的床号和姓名吗？按照您的康复训练计划，我们今天要进行的是穿脱鞋袜训练，预计时长是半个小时，那我们现在开始，好吗？

3．身体素质评估

查看老年人足部活动情况和足部皮肤破损情况，评估老年人的弯腰能力、双手触碰双脚的能力。

4．穿袜子训练

护理员可根据老年人的身体状况从以下方法中选择一种来指导老年人进行穿袜子训练。

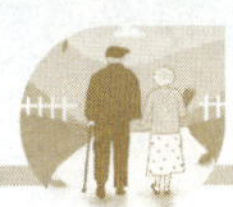

（1）方法一

① 在有扶手的椅子上坐稳，将患侧下肢搭在健侧下肢上。如果老年人不能自主完成这一动作，可指导其双手交叉，抬起患侧下肢。

② 用健侧手的大拇指和食指撑开袜口（见图 1-7），身体充分向前倾斜并弯腰，将袜子套在脚上。

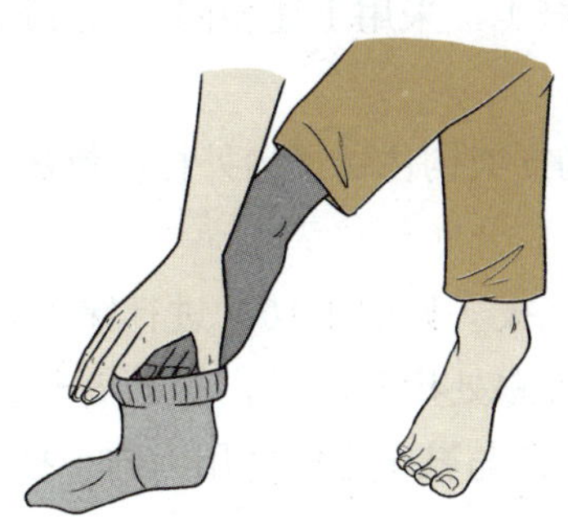

图 1-7　撑开袜口

③ 指导老年人双脚放平，然后弯腰为健侧脚穿上袜子。

（2）方法二

使用穿袜辅助器（见图 1-8）进行穿袜子训练。先将袜子套在辅助器的凹槽上，撑开袜子。然后将整个脚掌伸入袜子中，双手提起尼龙带。待整个脚掌穿上袜子后，取出内部的凹槽。

老年人常用的穿脱鞋袜辅助器具

（3）方法三

使用自动穿脱袜子辅具（见图 1-9）进行穿袜子训练。将袜子套在金属支架上，撑开袜子。然后将整个脚掌伸入袜子中并用力向下蹬，即可穿上袜子。

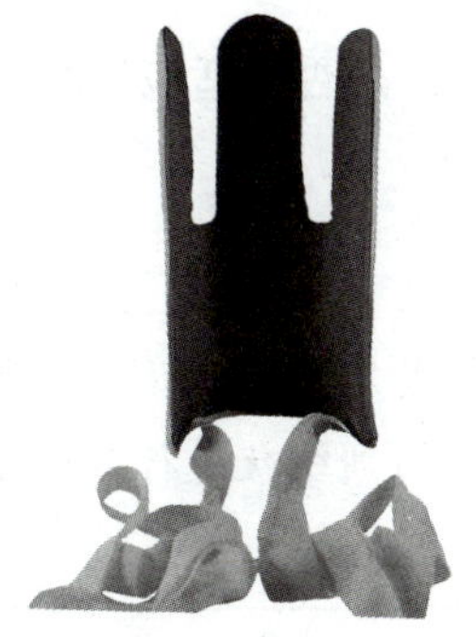

图 1-8　穿袜辅助器

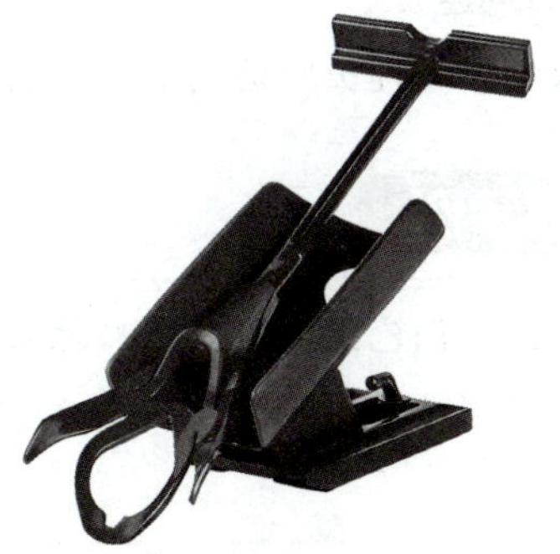

图 1-9　自动穿脱袜子辅具

5．脱袜子训练

护理员可根据老年人的身体状况从以下方法中选择一种来指导老年人进行脱袜子训练。

（1）方法一

① 用健侧手抓住健侧脚腕处的袜口，将其脱至脚掌中间，然后用健侧手拽住脚趾处的袜子将其脱下。

② 将患侧下肢搭在健侧下肢上，采用上述相同方法脱掉患侧脚上的袜子。

（2）方法二

使用自动穿脱袜子辅具中的支架钩住袜子向外拉，使袜子脱下来。

6．穿脱鞋子训练

护理员可指导老年人使用鞋拔（见图 1-10）进行穿脱鞋子训练，具体方法为：穿鞋子时，指导老年人将鞋拔放在鞋后跟处撑起鞋子，脚顺着鞋拔踩入鞋内，拿出鞋拔；脱鞋子时，指导老年人将鞋拔放在脚后跟与鞋子之间并用力向下抵住鞋子，然后向上抬起脚掌，脱下鞋子。

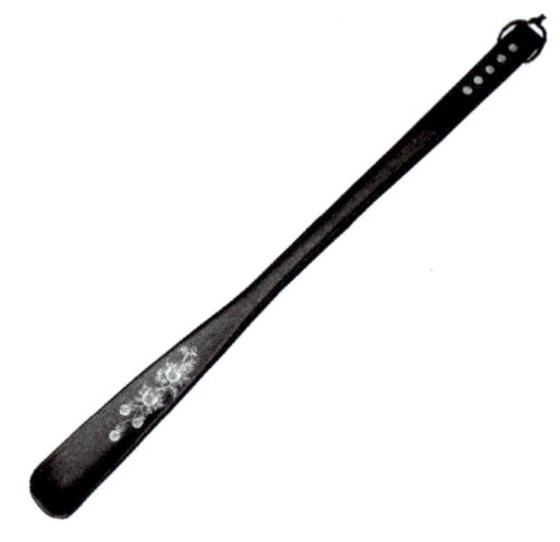

图 1-10　鞋拔

7．训练后沟通

训练结束后，护理员应询问老年人腰部和下肢是否酸胀，是否能适应训练强度。

沟通示例

王奶奶，我们已经完成穿脱鞋袜训练啦，今天这个强度您觉得合适吗？腰部和腿部累不累？如果训练中有困难您一定要告诉我。那我们今天的训练就进行到这里，我下次再来看您。

8．训练后其他事项

再次清洗双手，并记录老年人的训练情况。

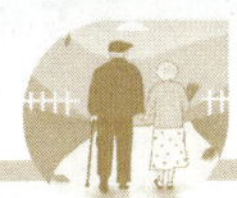

（二）穿脱鞋袜训练的注意事项

（1）护理员在为老年人选择鞋子时，应尽量选择方便穿脱的鞋子。

（2）在指导老年人将患侧下肢搭在健侧下肢上时，护理员应提醒老年人尽量将患侧上肢向下伸直。这是因为，在做这一动作时，老年人的重心在患侧，如果患侧上肢一直处于收缩状态，容易加重患侧痉挛。

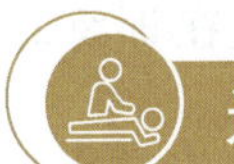

边学边练

指导杨爷爷进行穿脱鞋袜训练

【背景材料】

杨爷爷，70岁，三个月前脑出血导致右侧肢体瘫痪，接受治疗后住在××养老院。今天，杨爷爷想下床走动。

【练习流程】

（1）两人一组，分别扮演杨爷爷与护理员，进行穿脱鞋袜训练。

（2）上一步练习完成之后可交换角色再次练习。交换角色时，可假设“杨爷爷”左侧肢体瘫痪，从而全面地进行练习。

（3）小组成员在练习结束后交流：对方在扮演护理员时是否存在问题，如是否在训练前评估了老年人的弯腰能力和双手触碰双脚的能力、穿脱鞋袜辅具的使用方法是否示范正确、与老年人沟通是否耐心等。

任务二　清洁身体训练

情景导入

张爷爷，76岁，三个月前血压突然升高引起脑卒中，导致右侧肢体瘫痪，目前在疗养院进行康复训练。最近，负责张爷爷康复训练的护理员小李察觉到张爷爷好像有点闷闷不乐。经耐心询问后得知，张爷爷由于身体活动不便，日常清洁身体都是由护理员照料的。对此，张爷爷一方面觉得麻烦了别人，另一方面也觉得不好意思。因此，张爷爷想通过科学的训练方式，慢慢恢复自己右侧身体的活动能力，进而达到可以自己清洁身体的目的。

思考：

护理员应如何帮助张爷爷进行清洁身体训练？

一、盥洗训练

（一）盥洗训练的流程

1．准备工作

准备记录用纸笔 1 套、毛巾 1 条、肥皂 1 块，采用七步洗手法洗净双手并佩戴口罩和手套。此外，在训练前，护理员应确保卫生间地面干净且没有水渍，以免老年人在训练时滑倒。

2．训练前沟通

简单介绍自己并核对床号和姓名，告知老年人将要进行的训练项目及其作用，并询问老年人室内环境是否舒适。

沟通示例

张爷爷您好，我是您的护理员小李，可以告诉我您的床号和姓名吗？我们今天要进行的是盥洗训练，经过训练以后您就可以自己洗脸、洗手啦！我已经将室内通过风了，您觉得温度和湿度合适吗？

3．身体素质评估

盥洗训练对老年人的坐位平衡能力和手指、上肢的活动能力要求较高，因此，在训练前，护理员应仔细评估老年人的相关能力。

4．进行盥洗训练

（1）洗漱前准备

① 将椅子放在水池前方，指导老年人坐下。护理员应尽量让老年人自己坐下，如果有困难再从旁协助。

② 指导老年人用健侧手打开水龙头并调节水温，在水池中放满温度适宜的水。若老年人的患侧手可做少许主动运动，则在该步骤可指导老年人用患侧手操作，以使患侧手得到锻炼。

③ 指导老年人用健侧手将患侧上肢放入水池，如图 1-11 所示。这样不仅可以防止老年人患侧身体倾斜，使其保持身体平衡，而且便于老年人清洗患侧上肢和腋下。

（2）浸湿并拧干毛巾

指导老年人把毛巾放在水池中浸湿并拧干。拧干时，可将毛巾绕在水龙头上，用健侧手抓住，朝一个方向拧干，如图 1-12 所示。

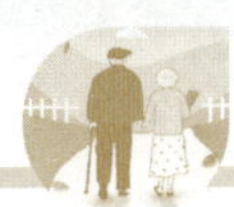

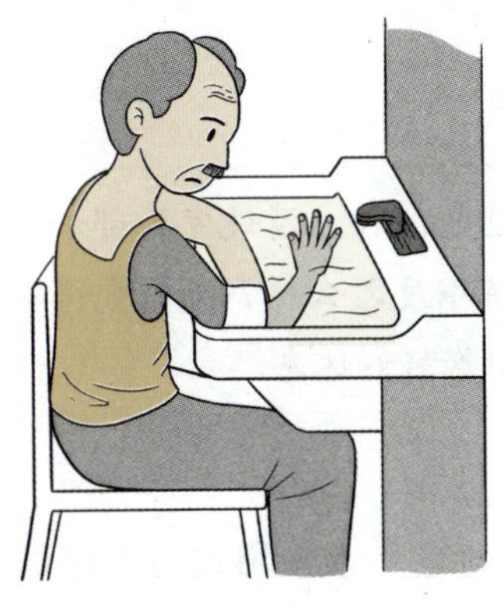

图 1-11　将患侧上肢放入水池

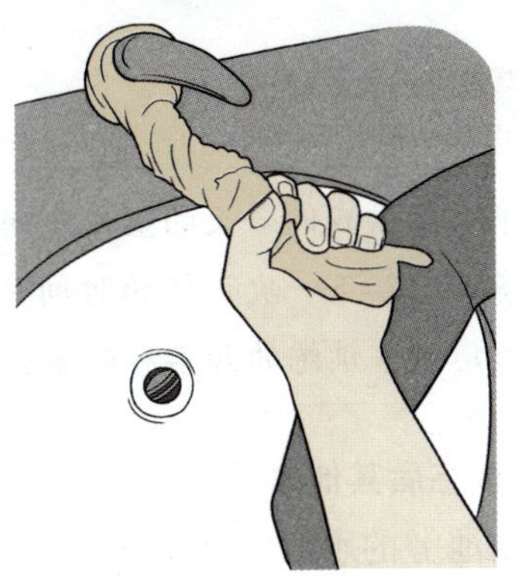

图 1-12　拧干毛巾

（3）擦洗面部和清洁牙齿

指导老年人按照额头、鼻子、面颊、嘴巴的顺序用毛巾擦拭面部。此外，皱纹处容易产生污垢，应提醒老年人仔细擦拭。当老年人清洁牙齿时，可指导其用健侧手持牙刷，对口腔内部进行全面清洁。

（4）擦洗、擦干患侧上肢

指导老年人用健侧手将肥皂涂在毛巾上，然后拿起毛巾，轻轻从上至下擦洗患侧上肢并擦干。

（5）擦洗、擦干健侧上肢

① 指导老年人将涂好肥皂的毛巾搭在水池边缘，依靠健侧上肢在毛巾上的摩擦运动来擦洗健侧上肢，如图 1-13 所示。

② 指导老年人将拧干的毛巾固定在健侧大腿上，依靠健侧上肢在毛巾上的摩擦运动来擦干健侧上肢，如图 1-14 所示。

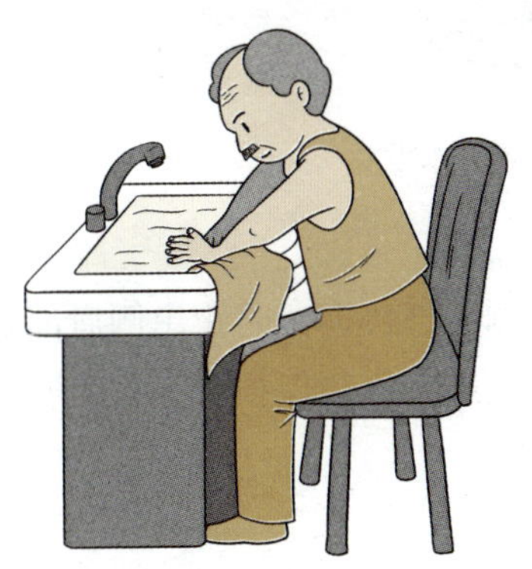

图 1-13　擦洗健侧上肢

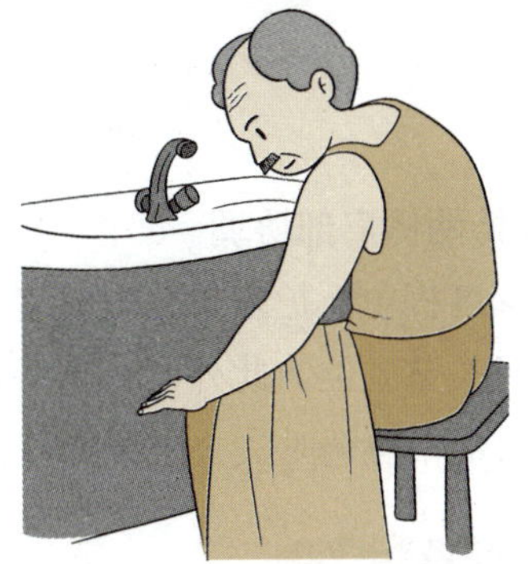

图 1-14　擦干健侧上肢

5．训练后沟通

告知老年人本次训练已经结束，询问老年人本次训练的难易程度如何，并告知老年人下一次训练的时间。

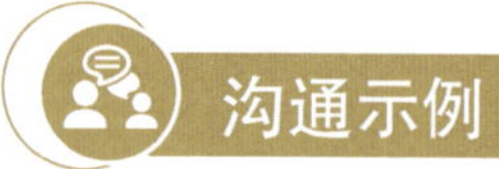

沟通示例

张爷爷，我们今天的盥洗训练就结束啦，感谢您的配合。清洗完脸部和上肢您觉得舒服多了吧？下一次训练的时间是明天，您觉得训练难度怎么样？如果觉得有困难我们可以为您调整训练的频率和时长。那我扶您回房间，您好好休息。

6．训练后其他事项

将水池旁的水渍清理干净，将肥皂放回原处，并对老年人使用过的毛巾进行清洗和消毒，以备下次使用。记录老年人的训练情况（如配合情况、训练方法掌握程度、身体康复情况等）和下一次训练的时间。

（二）盥洗训练的注意事项

1．充分训练患侧

若老年人的患侧上肢可进行适量的主动运动，则在盥洗过程中，护理员应该建议老年人充分锻炼患侧上肢的运动能力。例如，护理员可指导老年人用患侧手慢慢完成开水龙头、调节水温、刷牙等操作，必要时可用健侧手辅助，如图 1-15 所示。对于可以站立的老年人，也应提醒其在训练时尽量站立。

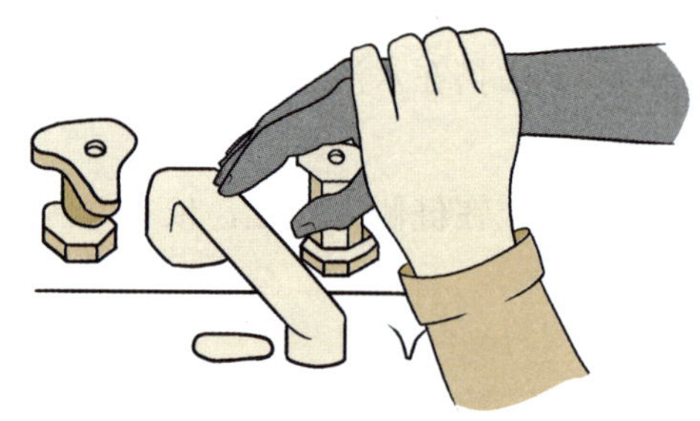

图 1-15　用健侧手辅助患侧手开水龙头

2．保持两侧肩部协调

在训练过程中，护理员应提醒老年人注意保持两侧肩部协调，防止患侧肩部长期下垂而造成患侧肩关节脱位。此外，在训练过程中，护理员应站在患侧保护老年人的安全，以免老年人两侧肩部不协调时失去平衡而跌倒。

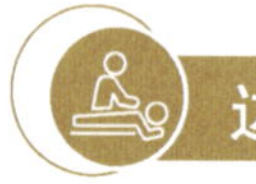

边学边练

指导谢奶奶进行盥洗训练

【背景材料】

谢奶奶，73 岁，四个月前因脑肿瘤导致右侧肢体瘫痪，意识清楚，沟通能力良好。

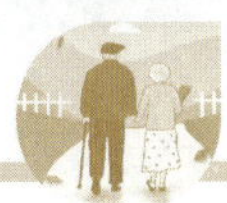

【练习流程】

（1）两人一组，分别扮演谢奶奶与护理员，进行盥洗训练。

（2）上一步练习完成之后可交换角色再次练习。交换角色时，可假设“谢奶奶”左侧肢体瘫痪，从而全面地进行练习。

（3）小组成员在训练结束后交流：对方在扮演护理员时是否存在问题，如指导老年人擦洗面部的顺序是否正确、指导老年人拧干毛巾的方法是否正确等。

二、擦洗下肢训练

对于不方便进行淋浴和盆浴的老年人来说，擦洗下肢可帮助其清理皮肤表面的污垢，保持毛孔通畅，减少皮屑的产生。

（一）擦洗下肢训练流程

1．准备工作

准备记录用纸笔 1 套、毛巾 1 条、肥皂 1 块，采用七步洗手法洗净双手并佩戴口罩和手套。此外，在训练前，护理员应清理卫生间，确保地面无水渍，并调节室内温度。

2．训练前沟通

简单介绍自己并核对床号和姓名，告知老年人接下来要训练的项目及作用。

沟通示例

张爷爷您好，我是您的护理员小李，可以告诉我您的床号和姓名吗？我们今天要进行的是擦洗下肢训练，清洗完下肢后您一定会觉得舒服一些的。为了避免您在一会儿的训练过程中着凉，我将室内温度调成了 26 ℃，您觉得还合适吗？

3．身体素质评估

检查老年人下肢皮肤破损情况，并评估其下肢活动能力。

4．进行擦洗下肢训练

老年人擦洗下肢训练的方法有两种，分别为单手擦洗下肢训练和双手擦洗下肢训练，护理员可根据老年人的身体素质选择其中一种。一般来说，单手擦洗下肢训练更适合患侧肢体活动能力和身体平衡能力较差的老年人。对于患侧肢体可做适量运动的老年人，护理员可为其选择双手擦洗下肢训练的方法，以充分锻炼老年人患侧手的活动能力，促进老年人康复。两种训练方法的具体步骤如下。

（1）单手擦洗下肢训练

① 协助老年人在椅子上坐稳。

② 指导老年人将患侧下肢搭在健侧下肢上，若老年人不能自主完成这一动作，可指导

老年人十指交叉，用双手抬起患侧下肢，或辅助老年人抬起患侧下肢，如图 1-16 所示。

③ 指导老年人用健侧手辅助患侧手拿起涂过肥皂的毛巾，辅助老年人用患侧手擦洗患侧下肢，如图 1-17 所示。为了更好地帮助老年人保持身体稳定，护理员应位于老年人的患侧，一手辅助其用患侧手抓住毛巾，一手扶住其肩膀。

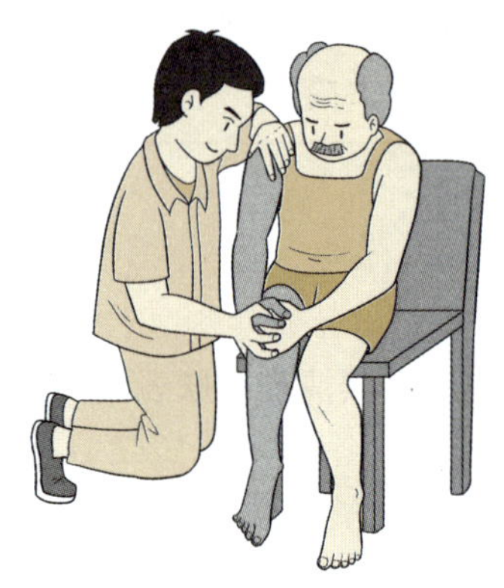

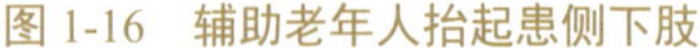

图 1-16　辅助老年人抬起患侧下肢

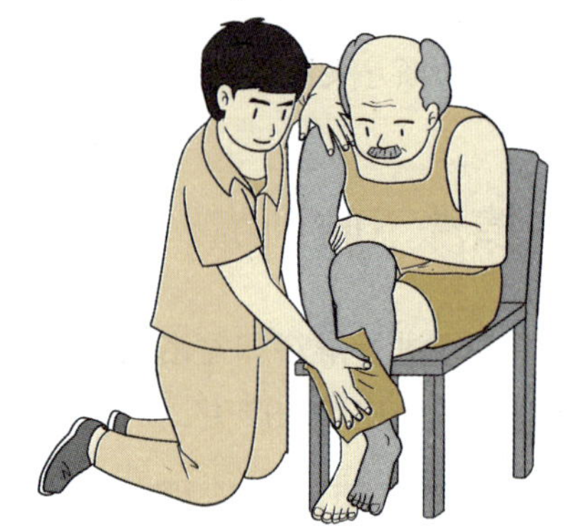

图 1-17　辅助老年人用患侧手擦洗患侧下肢

④ 指导老年人放平双腿，用健侧手抓住毛巾，擦洗健侧下肢。

（2）双手擦洗下肢训练

① 协助老年人在椅子上坐稳，双足着地。

② 指导老年人身体前倾并弯腰，用双手抓住毛巾擦洗患侧下肢，如图 1-18 所示。擦洗过程中，护理员应站在老年人的患侧，随时提供帮助。

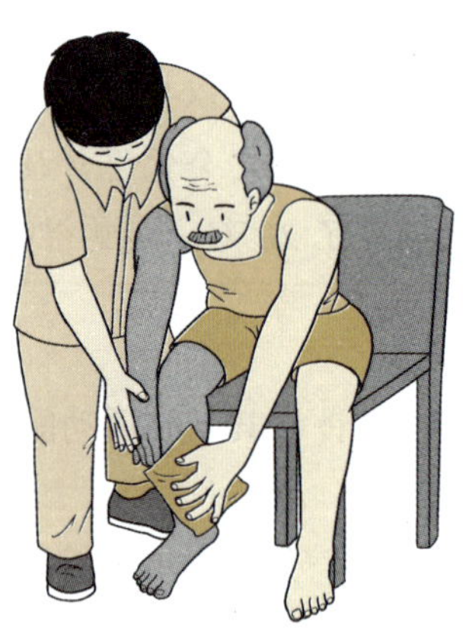

图 1-18　指导老年人用双手抓住毛巾擦洗患侧下肢

③ 双手擦洗健侧下肢的方法与单手擦洗方法一致，护理员应指导老年人用健侧手抓住毛巾进行擦洗。

5．训练后沟通

告知老年人本次训练已经结束，夸赞并鼓励老年人，以增强其康复训练的信心，并询问老年人训练的感受。

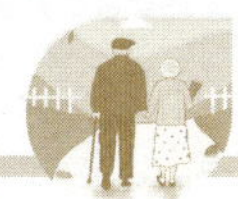

沟通示例

张爷爷，我们今天擦洗下肢的训练就结束啦，感谢您的配合。清洗完后您是不是觉得很舒服？您表现得很棒，动作要领都已经掌握了，只需多练习几次就好了。那我扶您去休息。

6. 训练后其他事项

将卫生间的水渍清理干净，将肥皂放回原处，并对老年人使用过的毛巾进行清洗和消毒，以备下次使用。记录老年人的训练情况（如配合情况、训练方法掌握程度、身体康复情况等）和下一次训练的时间。

（二）擦洗下肢训练注意事项

（1）在进行擦洗下肢训练时，护理员应为老年人选择偏矮的椅子，以降低老年人弯腰的难度。

（2）若老年人在一段时间内单手擦洗下肢训练完成度较好，且患侧肢体的活动能力也有一定程度的恢复，护理员可与老年人沟通，更换成双手擦洗下肢训练方法。

边学边练

指导李爷爷进行擦洗下肢训练

【背景材料】

李爷爷，71 岁，三个月前因缺血性脑卒中导致右侧肢体瘫痪，患侧肢体活动能力和身体平衡能力较差。李爷爷已经 3 天未擦洗下肢。

【练习流程】

（1）两人一组，分别扮演李爷爷与护理员，进行擦洗下肢训练。

（2）上一步练习完成之后可交换角色再次练习。交换角色时，可假设“李爷爷”左侧肢体瘫痪，从而全面地进行练习。

（3）小组成员在练习结束后交流：对方在扮演护理员时是否存在问题，如是否为老年人选择了合适的擦洗下肢的方法、是否站在老年人的患侧辅助老年人进行训练等。

三、洗澡训练

老年人洗澡的方式有坐位淋浴、盆浴等，其中，坐位淋浴简单快捷，盆浴自在舒适，下面将针对这两种方式，介绍指导和协助老年人进行洗澡训练的流程。

（一）坐位淋浴训练

1．准备工作

准备记录用纸笔 1 套、毛巾 1 条、折叠座椅 1 把、长柄刷 1 个，采用七步洗手法洗净双手并佩戴口罩和手套。此外，在训练前，护理员应将淋浴间打扫干净，并放置好折叠座椅和防滑垫。

2．训练前沟通

简单介绍自己并核对床号和姓名，询问老年人今日身体状况，告知老年人要进行的康复训练项目。

沟通示例

张爷爷您好，我是您的护理员小李，可以告诉我您的床号和姓名吗？您今天感觉身体怎么样呢？饮食和大小便正常吗？根据您的康复训练计划，今天我们要进行的是坐位淋浴训练，我刚刚已经将淋浴间清理干净并准备好了淋浴用品，我们开始训练吧。

3．身体素质评估

检查老年人身体皮肤破损情况并评估其四肢的活动能力。

坐位淋浴训练

4．进行坐位淋浴训练

① 指导老年人穿上防滑拖鞋，步入淋浴间。

② 搀扶老年人坐下，或由老年人自己扶住墙上的扶手缓缓坐下。指导老年人用健侧手将花洒拿下来，并用健侧手持花洒进行淋浴，如图 1-19 所示。

③ 对于后背等不便清洗的部位，护理员可指导老年人用健侧手持长柄刷来清洗，如图 1-20 所示。

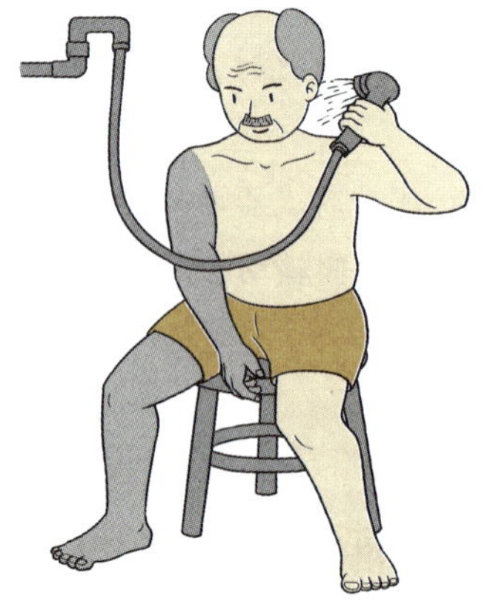

图 1-19　用健侧手持花洒进行淋浴

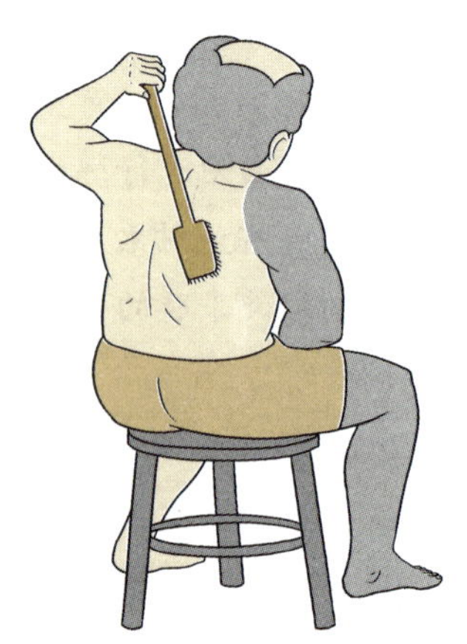

图 1-20　清洗后背

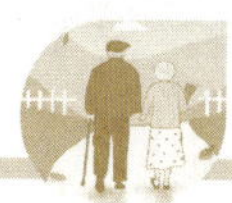

④ 淋浴结束后，指导老年人将毛巾夹在患侧腋下（见图 1-21）或缠在患侧上肢上，朝一个方向拧干。

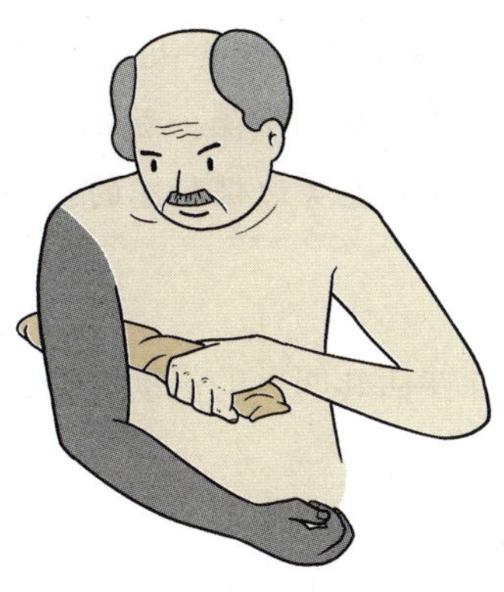

图 1-21　将毛巾夹在患侧腋下

5. 训练后沟通

告知老年人本次训练已经结束，协助老年人回房间，询问老年人训练后的身体感受。

沟通示例

张爷爷，坐位淋浴训练已经结束啦，我现在带您回房间舒舒服服地睡觉吧。您现在感觉怎么样？身体有什么不适吗？如果您对今天的训练有任何疑问，都可以问我。那您好好休息，我下次再来看您。

6. 训练后其他事项

将淋浴间的水渍清理干净，将折叠座椅、长柄刷放回原处，并对老年人使用过的毛巾进行清洗和消毒，以备下次使用。记录老年人的训练情况（如淋浴时长、淋浴中遇到的困难等）和下一次训练的时间。

（二）盆浴训练

老年人进行盆浴训练的难点主要在于进出浴盆，因此下面主要介绍护理员指导老年人进出浴盆的流程。

1. 准备工作

采用七步洗手法洗净双手，佩戴好口罩和手套。此外，在训练前，护理员应将浴盆清洗干净并消毒。

2. 训练前沟通

向老年人介绍本次康复训练的项目和意义，并就训练过程中可能出现的问题向老年人解释清楚。

沟通示例

张爷爷您好，我是您的护理员小李。您今天感觉身体怎么样？饮食和大小便正常吗？今天我们要进行盆浴训练，您好好泡个澡，放松一下，会很舒服的。但进出浴盆可能有点难度，不过您放心，我会一直在旁边保护您的。

3．身体素质评估

检查老年人的皮肤破损情况并评估其四肢的活动能力。

4．不借助辅具进出浴盆训练

（1）进入浴盆

① 指导老年人将健侧靠近浴盆，扶住老年人身体两侧，指导老年人用健侧手扶住浴盆边缘，扶稳之后，将健侧下肢向后抬起（见图 1-22），跨入浴盆。

② 待老年人站稳后，指导老年人用健侧手扶住浴盆内侧边缘，辅助其将患侧下肢向前方抬起（见图 1-23），并屈曲膝关节和髋关节。

③ 在老年人两侧下肢都跨入浴盆后，护理员用两只手分别扶住老年人患侧的肩膀和手部，指导老年人将身体向下沉（见图 1-24），坐到浴盆中。

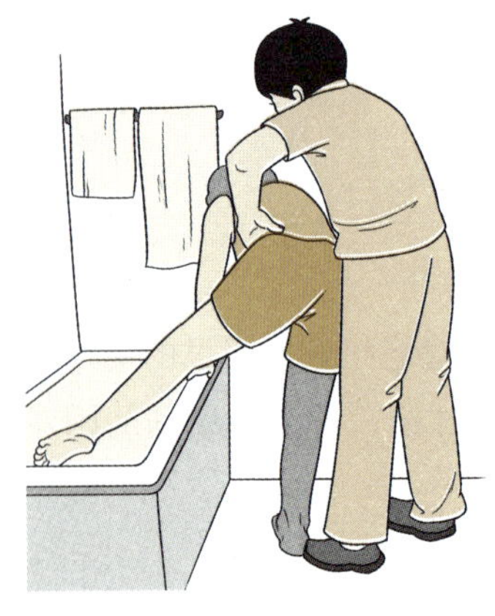

图 1-22　将健侧下肢向后抬起

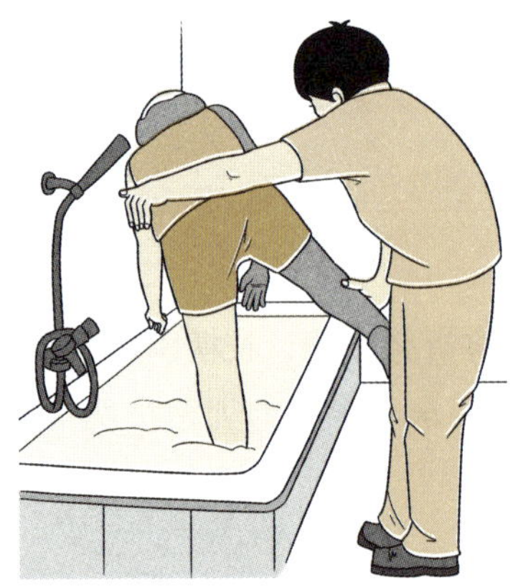

图 1-23　将患侧下肢向前方抬起

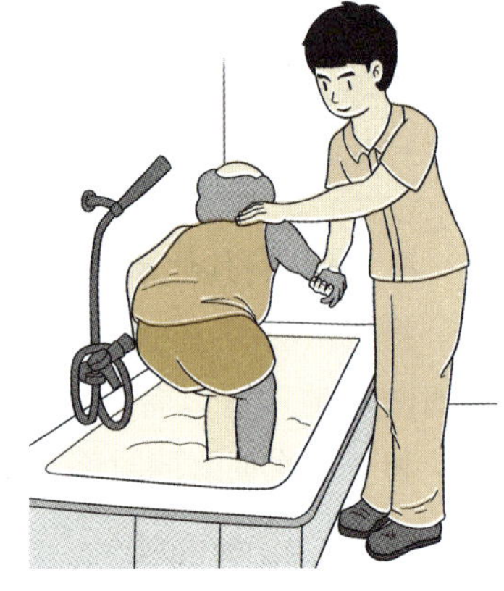

图 1-24　将身体向下沉

（2）出浴盆

① 沐浴结束后，护理员应先指导老年人在浴盆内转身，使健侧靠近浴盆外侧边缘。转身时，应将患侧肢体尽可能向健侧靠拢，以旋转身体，如图 1-25 所示。

② 指导老年人用双膝负重，身体呈跪立姿势，如图 1-26 所示。

③ 指导老年人用健侧手扶住浴盆边缘，抬起健侧下肢，身体呈单膝跪地姿势（见图 1-27）。

④ 指导老年人将重心向前移，缓缓站起，抬起健侧下肢（见图 1-28），跨出浴盆。

⑤ 待老年人站稳后，指导其用健侧手扶住后侧浴盆边缘；扶住老年人身体两侧，辅助其屈曲患侧下肢并抬起（见图 1-29），跨出浴盆。

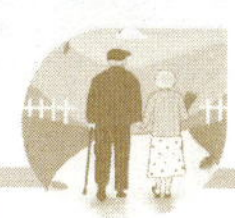

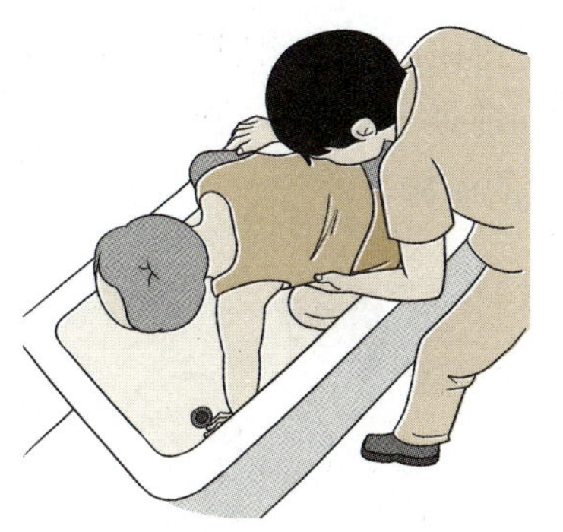

图 1-25　旋转身体

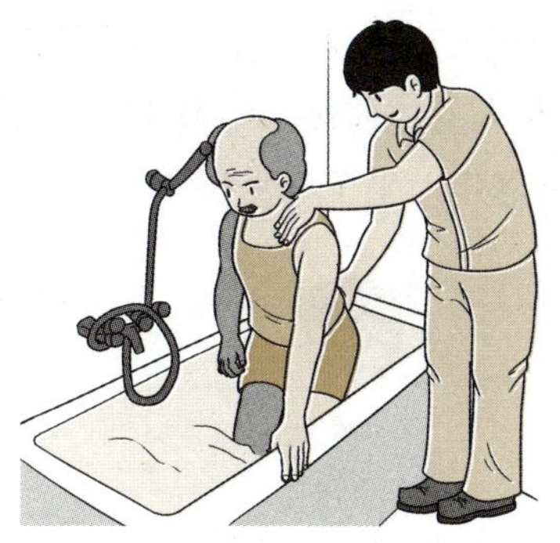

图 1-26　跪立姿势

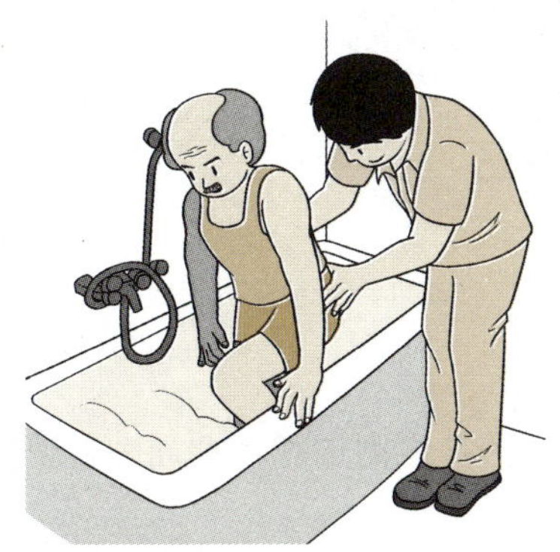

图 1-27　单膝跪地姿势

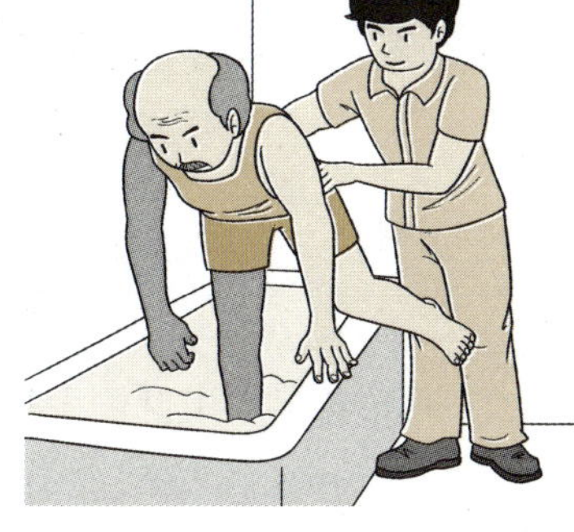

图 1-28　抬起健侧下肢

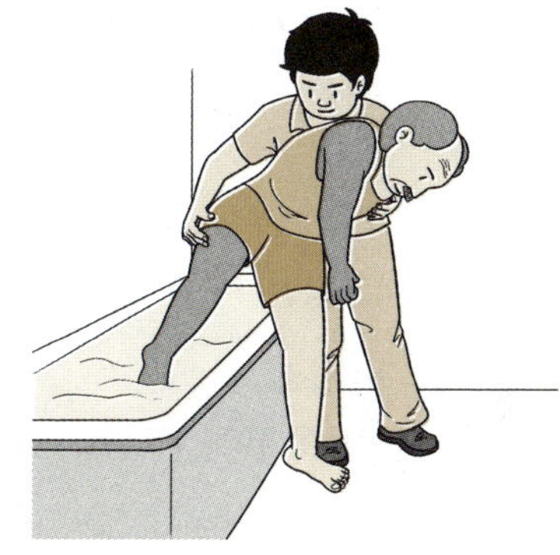

图 1-29　屈曲患侧下肢并抬起

5. 借助辅具进出浴盆训练

老年人进出浴盆时，还可借助板凳、木板等辅具，此处以板凳为例进行介绍。

（1）进入浴盆

① 护理员协助老年人在浴盆边的板凳上坐稳，用健侧手扶住浴盆边缘，抬起健侧下肢，跨入浴盆，如图 1-30 所示。

② 指导老年人缓慢抬起患侧下肢，跨入浴盆。对于不能自主抬起患侧下肢的老年人，护理员应协助其将患侧下肢放入浴盆（见图 1-31）。

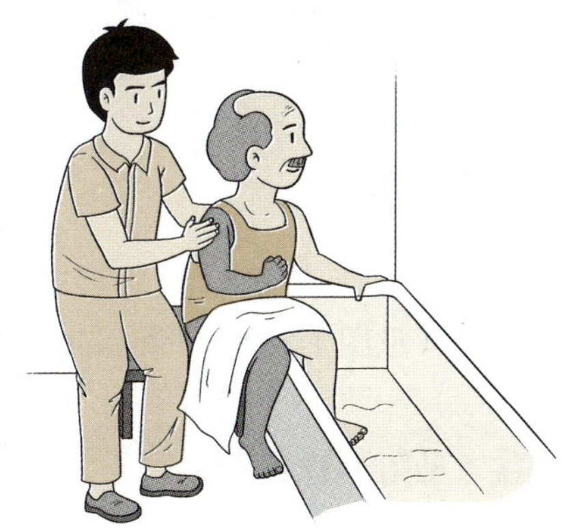

图 1-30　抬起健侧下肢跨入浴盆

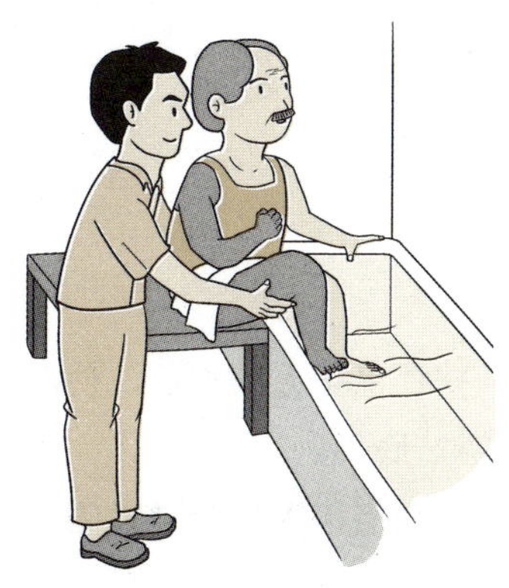

图 1-31　协助老年人将患侧下肢放入浴盆

③ 待老年人进入浴盆后，指导老年人用健侧手扶住浴盆内侧边缘，并托住老年人的臀部。指导老年人身体前倾，用双手将老年人的臀部向前推（见图 1-32）。

④ 协助老年人坐下（见图 1-33）并调整至舒适的姿势。

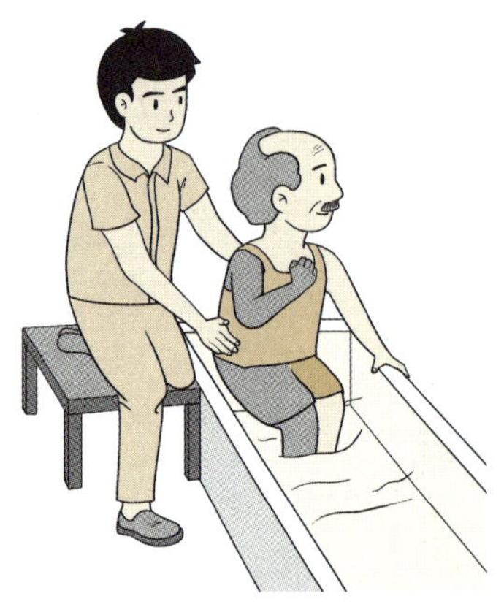

图 1-32　将老年人的臀部向前推

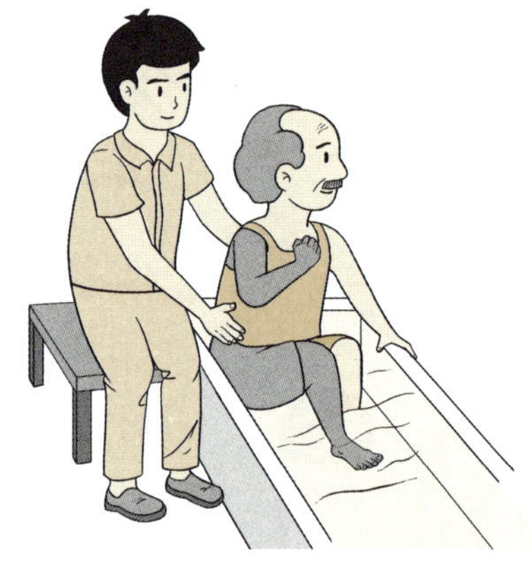

图 1-33　协助老年人坐下

（2）出浴盆

① 护理员单侧下肢跪在板凳上，指导老年人用健侧手扶住浴盆内侧边缘，并屈曲健侧下肢（见图 1-34）。

② 托住老年人的臀部，同时协助老年人依靠健侧缓慢抬起身体（见图 1-35）。

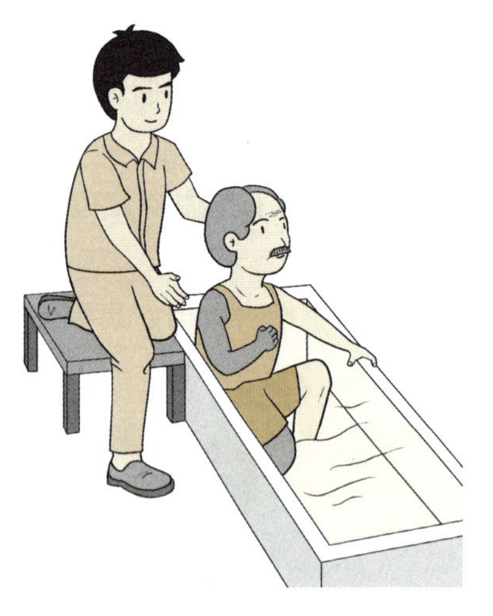

图 1-34　屈曲健侧下肢

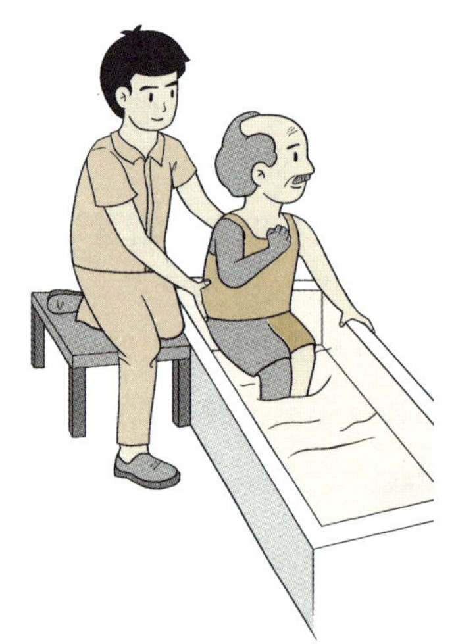

图 1-35　抬起身体

③ 扶住老年人的臀部，协助其在浴盆旁的板凳上坐稳（见图 1-36），并确保其双脚可以触碰到浴盆底部。

④ 协助老年人按照先患侧、后健侧的顺序跨出浴盆（见图 1-37）。

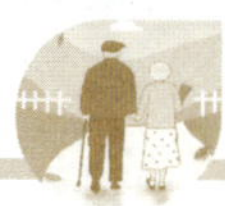

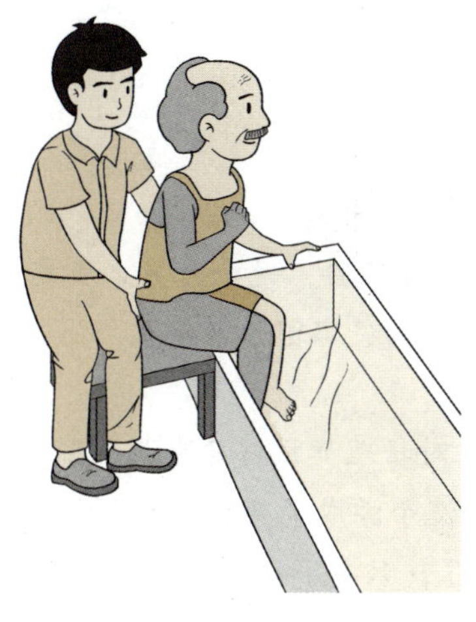

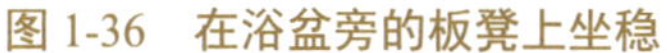

图 1-36　在浴盆旁的板凳上坐稳

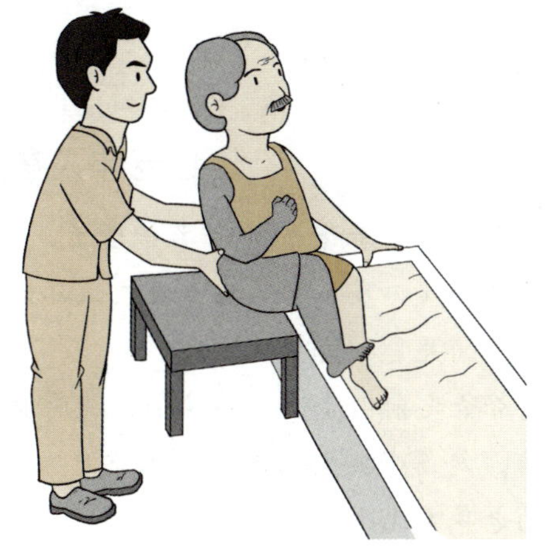

图 1-37　跨出浴盆

6．训练后沟通

告知老年人本次训练已经结束，协助老年人擦干身体，询问老年人训练后感受如何及是否适应目前的训练强度。

沟通示例

张爷爷，今天的盆浴训练就结束啦，我现在协助您擦干身体，您感觉怎么样？身体有不适吗？目前的训练强度还适应吗？

7．训练后其他事项

将浴盆中的水渍清理干净并对浴盆进行消毒，以备下次使用。记录老年人训练的情况（如进出浴盆是否困难、进出浴盆是否需要借助辅具等）。

（三）洗澡训练的注意事项

（1）在指导老年人进行洗澡训练时，护理员可将肥皂用细绳穿过并悬挂在老年人颈部，以便老年人用患侧手拿取。

（2）不借助辅具进出浴盆的训练适用于可独立步行的老年人，借助辅具进出浴盆的训练适用于步行存在一定困难的老年人。护理员应根据老年人的身体状况选择适合老年人的训练方法。

（3）护理员在指导老年人进行洗澡训练时，要注意防止老年人跌倒、烫伤和着凉。

（4）洗澡是一件私密性很高的事，很多老年人不仅羞于表达诉求，而且也难以接受他人的帮助。因此在进行洗澡训练时，护理员要多关注老年人的心理状况，要让老年人“洗得有尊严”。

老有所养

让老年人在沐浴中获得幸福

小陈是××养老院的一名护理员，有着7年的工作经验，是个爱笑、爽朗的小伙子，充满朝气。多年来，他一直把最真诚的服务和最美的笑容留给老年人，让老年人得到了很多的关爱和呵护。

黄爷爷之前由于洗澡间狭小、洗澡流程机械化，对护理员照料其洗澡产生了一些抵触情绪，是一个典型的洗澡“困难户”。舒舒服服地洗个澡成了黄爷爷的奢望，而像他一样的老年人比比皆是。“谁不想干干净净的，我老了，只要不拖累别人就好。”这是黄爷爷日记中的一句话。

在小陈开始负责黄爷爷的日常生活照护工作之后，他经常与黄爷爷沟通，在了解了黄爷爷的需求后，他及时地将情况反馈给康复师，并根据康复师的建议指导黄爷爷按照计划进行洗澡训练。同时在洗澡训练的过程中，小陈也不断安抚黄爷爷的情绪，缓解他的心理压力。黄爷爷说：“我终于感受到了沐浴的快乐和幸福。”

面对老年人的赞誉，小陈谦虚地说：“我是养老院的一份子，我只是做好了本职工作。”小陈的辛勤付出和无私奉献，温暖着养老院每一位老年人的心田。

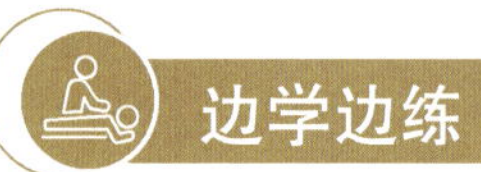

指导周爷爷进行洗澡训练

【背景材料】

周爷爷，75岁，两个月前因脑动脉瘤导致左侧肢体瘫痪，能独立行走，其患侧肢体可进行适量运动。周爷爷想通过训练达到可以自己洗澡的目的。

【练习流程】

（1）两人一组，分别扮演周爷爷与护理员，扮演护理员的学生为周爷爷选择合适的方法进行洗澡训练。

（2）交换角色再次练习。交换角色时，可假设“周爷爷”右侧肢体瘫痪，从而全面地进行练习。

（3）小组成员在练习结束后讨论：对方在扮演护理员时是否存在问题，如是否为老年人选择了合适的洗澡方法、是否有注意保护老年人在洗澡过程中的安全等。

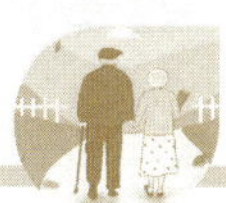

任务三 进食和饮水训练

情景导入

陈奶奶，62 岁，是一位书法爱好者，每天都坚持练字。两年前，她发现自己出现了手部肌肉萎缩的情况，写字也写得不是很顺畅。这样的情况越来越严重，三个月前，陈奶奶在进食时已经拿不起筷子了，只能暂时用勺子勉强替代。除此之外，陈奶奶的下肢也出现了问题，她走路时总感觉像踩在棉花上，下楼梯也需要人搀扶。

经过医生检查后，陈奶奶被确诊为脊髓型颈椎病，目前已经通过手术治愈。但手术后留下了一些后遗症，陈奶奶经常感觉手脚麻木，自主进食和饮水仍存在困难。

思考：

（1）老年人进食和饮水的辅具有哪些？

（2）护理员应如何帮助陈奶奶进行进食和饮水训练？

一、进食和饮水辅具

（一）万能袖带

万能袖带是手指屈伸功能受限患者使用的辅助器具，适用于因患高位脊髓损伤、脑卒中、类风湿性关节炎等疾病造成手部握力减弱或消失的老年人。万能袖带是用皮革、帆布或软塑料制成的固定带，两端有尼龙搭扣，掌侧一面为双层的筒形插袋，可用来固定勺、叉、梳子、牙刷、笔等物品，如图 1-38 所示。

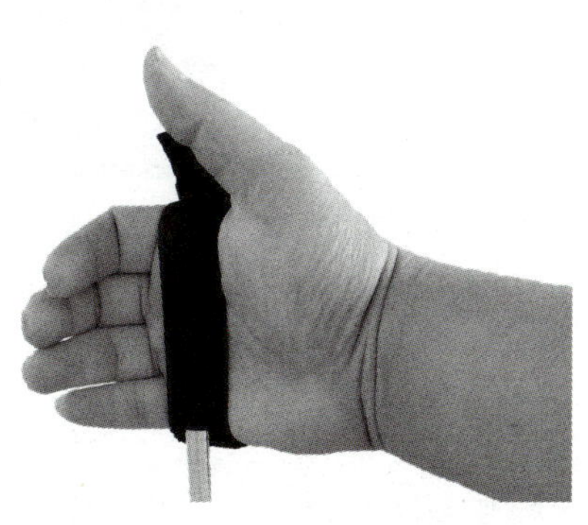

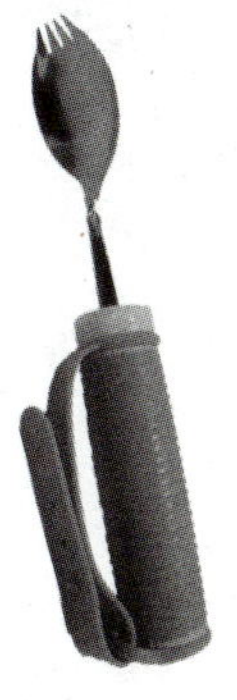

图 1-38 万能袖带

本书关于万能袖带的介绍侧重其在老年人进食训练中的应用。护理员可指导老年人根据自己手部的大小，自行调节长度，使万能袖带更好地固定餐具。

（二）进食辅助筷

进食辅助筷（见图 1-39）由两段较短的筷子与一个手部握持器组成，将筷子插入握持器对应的孔内即可使用。它的形状贴合指形，可以使老年人更容易握持筷子，为想要自主进食但手部活动不便的老年人提供了很大帮助。

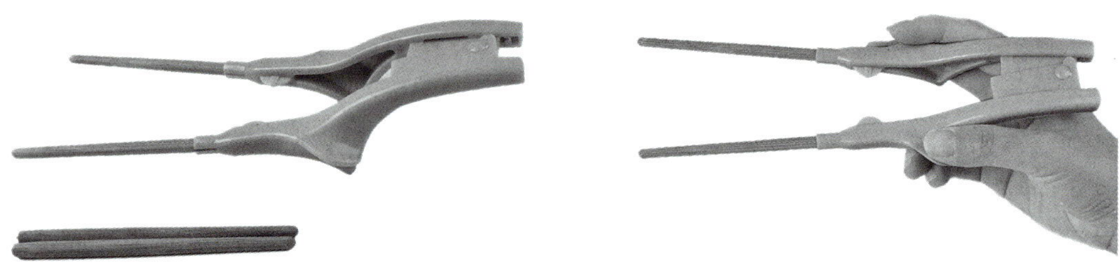

图 1-39　进食辅助筷

（三）防倾斜碗

防倾斜碗（见图 1-40）的两侧边缘存在高低差，可以防止老年人在舀出食物时洒出。同时碗底装有吸盘，可以固定在桌子上，从而避免碗滑动、倾斜。

（四）持杯器

持杯器（见图 1-41）主要适用于手部握力减弱或消失的老年人，可以使老年人在单手持握杯子时保持杯子不掉落。在使用时，护理员应指导老年人将手部伸入固定带并调节松紧度。

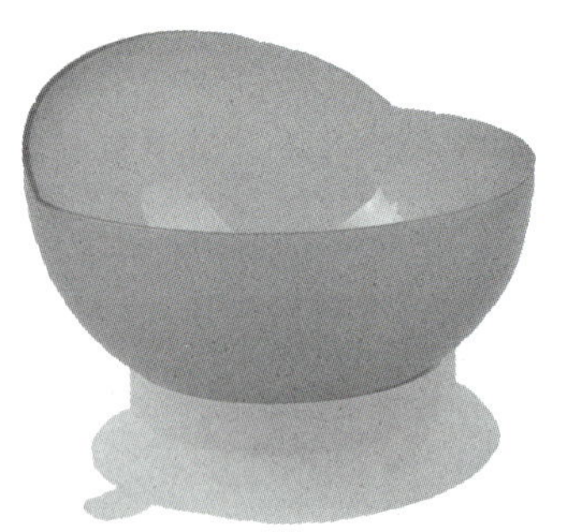

图 1-40　防倾斜碗

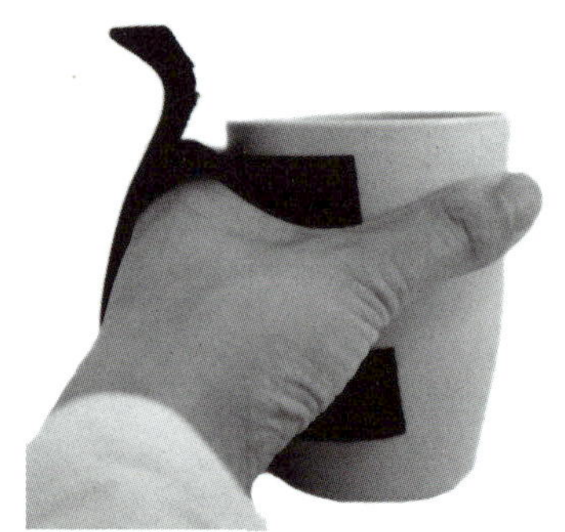

图 1-41　持杯器

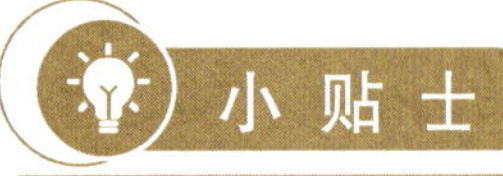

护理员在指导老年人使用万能袖带和持杯器时，一定要告知老年人必须系紧固定带，以免拿起餐具时掉落。此外，进食和饮水辅具是老年人每天都会接触的，护理员应经常对其进行清洗和消毒，以免老年人感染病原菌。

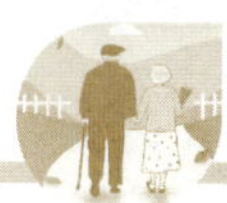

二、进食和饮水训练的方法

在进行进食训练前，护理员应分析老年人进食困难的原因。若老年人的上肢活动不便，可直接指导其进行进食和饮水训练；若老年人有吞咽障碍，则应先指导其进行吞咽障碍康复训练（具体方法将在本书项目四任务三中详细介绍）。

进食和饮水训练的方法包括舀取或夹取食物模型训练、实际进食和饮水训练。

（一）舀取或夹取食物模型训练

舀取或夹取食物模型训练不仅可以锻炼老年人的上肢活动能力，还可以为老年人顺利完成实际进食奠定基础。

1．准备工作

准备记录用纸笔 1 套、进食辅具 1 套（根据具体的食物模型选择合适的进食辅具）、食物模型若干，采用七步洗手法洗净双手并佩戴口罩和手套。

2．训练前沟通

简单介绍自己并核对床号和姓名，向老年人说明本次康复训练的项目、作用和时长，并询问室内温度和湿度是否合适。

沟通示例

陈奶奶您好，我是您的护理员小李，可以告诉我您的床号和姓名吗？按照您的康复训练计划，我们今天要进行的是舀取或夹取食物模型训练。您觉得现在室内的温度和湿度是否合适？今天的训练大概需要半个小时，我们现在开始，好吗？

3．身体素质评估

评估老年人的上肢活动能力，查看老年人的皮肤是否完好，并在评估完成后帮助老年人按摩放松。

4．进行舀取或夹取食物模型训练

（1）指导老年人坐稳，在老年人面前的桌上摆放一个空碗和一个装有食物模型的防倾斜碗、一根万能袖带、一柄汤勺、一双进食辅助筷。

（2）指导老年人将万能袖带佩戴在利手上，并将汤勺的手柄插入万能袖带。

（3）指导老年人从防倾斜碗中舀取食物模型，并放到空碗中，如图 1-42 所示。以将防倾斜碗中的食物模型全部转移到空碗中为一组训练，每次以 1～2 组训练为宜。护理员也可在一组训练结束后指导老年人将汤勺更换为进食辅助筷，并进行下一组训练。

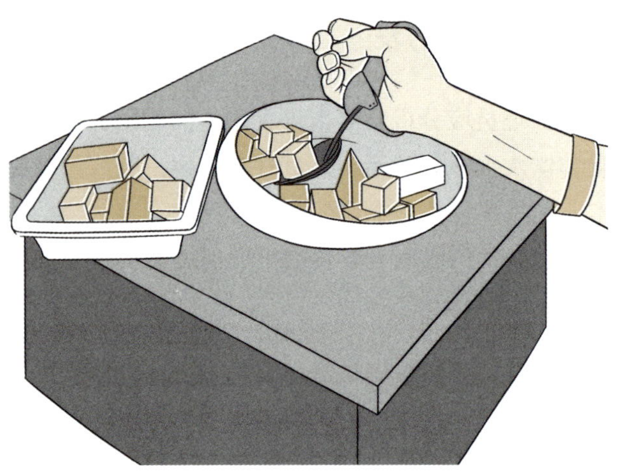

图 1-42　舀取食物模型放到空碗中

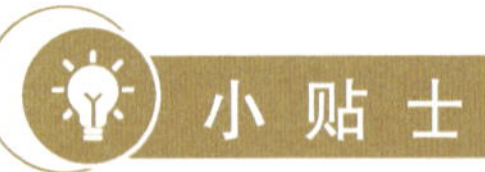

护理员在选择食物模型时可选择不同形状的模型，从而更好地锻炼老年人舀取和夹取食物的能力。此外，一组训练完成后，护理员应让老年人适当休息一下，并帮助老年人按摩手臂。

5．训练后沟通

告知老年人本次训练已经结束，询问老年人在训练过程中的感受，并对其进行表扬和鼓励，以增强老年人的自信心。

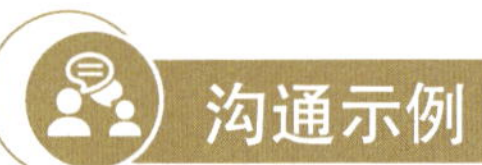

陈奶奶，我们今天的舀取或夹取食物模型训练结束啦，下一次训练是明天，非常感谢您的配合。您感觉今天的训练难度如何？如果您觉得训练有难度，一定要告诉我，那您好好休息，我明天再来看您。

6．训练后其他事项

收起小桌板，对进食辅具进行清洗、消毒，并再次清洗双手。记录老年人的训练情况（如可接受的训练组数、训练方法掌握程度等）和下一次训练的时间。

（二）实际进食和饮水训练

1．准备工作

准备记录用纸笔 1 套、进食和饮水辅具 1 套、围兜 1 个、营养餐 1 份、温水 1 杯，采用

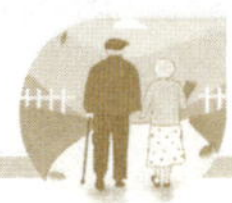

七步洗手法洗净双手并佩戴口罩和手套。

2．训练前沟通

简单介绍自己并核对床号和姓名，向老年人说明本次康复训练的项目，并询问老年人是否需要在进餐前如厕。

沟通示例

陈奶奶您好，我是您的护理员小李，可以告诉我您的床号和姓名吗？按照您的康复训练计划，我们今天要进行的是实际进食和饮水训练。现在正好是午饭时间，我为您准备了一份营养餐和一杯温水，一会儿您根据我的提示慢慢进餐和饮水好吗？需要我协助您在进餐前如厕吗？

3．身体素质评估

评估老年人的上肢活动能力，查看老年人的皮肤是否完好，并在评估完成后帮助老年人按摩放松。

4．调整用餐姿势

调整用餐姿势可以让老年人的用餐过程更加顺利，具体操作流程如下：

（1）坐稳。指导老年人坐在有扶手的椅子上或床上，并保持上半身稳定，为老年人系上围兜，以免食物掉落弄脏衣物。

（2）背部挺直。指导老年人保持背部挺直，这样有助于打开胸腔，使呼吸和吞咽更加畅通。

（3）肩膀放松。指导老年人轻轻地活动肩膀，以缓解肩部的紧绷感。

（4）双脚放平。如果老年人是坐在椅子上进食，应指导老年人将双脚平放在地面上，保持膝盖弯曲，以维持坐姿平衡。

（5）调整餐桌高度。护理员应将餐桌高度调整到与老年人肘部平齐的位置，以方便老年人舀取和夹取食物。

（6）手部支撑。指导老年人将两只手都放置在桌面上，以维持上半身平衡。

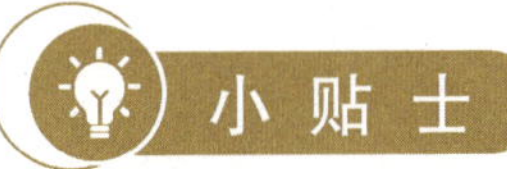

小贴士

只要老年人的身体状况允许，尽量不要让其坐在床上或轮椅上进食，而应让老年人坐在餐桌前的椅子上进食，以确保其用餐姿势正确。

5．持勺（筷）进食训练

（1）指导老年人使用万能袖带或进食辅助筷。

（2）指导老年人使用进食辅具舀取或夹取食物，若老年人使用的是汤勺，则应建议老年人每勺舀取的食物不超过勺子容量的 1/3。

（3）指导老年人将食物送入口中，在此过程中也要提醒老年人注意放松肩膀。若老年人上肢控制能力较差，护理员应从旁协助。

（4）提醒老年人细嚼慢咽，将食物充分咀嚼后再吞咽。

如何使用海姆立克急救法救护噎食的老年人

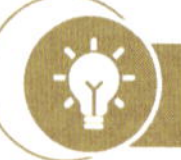

小贴士

在老年人进食期间，护理员不要与老年人交谈，也不要催促老年人，以免其出现误吸或噎食。此外，护理员应掌握误吸和噎食的救助办法，如拍背法、海姆立克急救法等。

6．持杯饮水训练

在老年人进食的过程中，护理员应提醒老年人适当饮水。持杯饮水训练的步骤如下：

（1）指导老年人将手伸入持杯器的固定带中并系紧。

（2）指导老年人抬起杯子移到嘴边，使杯子稍微倾斜，然后小口饮水。

（3）对于完成倾斜杯子这一动作有困难的老年人，护理员应从旁协助，也可指导老年人使用吸管饮水。

（4）待老年人饮水完毕后，指导其脱掉持杯器的固定带，并继续进食。

小贴士

用吸管饮水对口腔功能的要求较高，护理员应告知有吞咽障碍的老年人不要使用吸管饮水。

7．训练后沟通

告知老年人本次训练已经结束，询问老年人的训练感受，并告知其下一次训练的时间。

沟通示例

陈奶奶，我们今天的实际进食和饮水训练结束啦，非常感谢您的配合。您感觉今天的训练是否有难度？您对今天的营养餐有没有不满意的地方？如果有的话您一定要告诉我。那我不打扰您休息了，晚饭时再来看您。

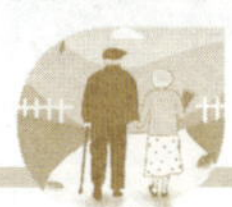

8. 训练后其他事项

收起小桌板，对进食辅具和围兜进行清洗、消毒，并再次清洗双手。记录老年人的训练情况（如老年人对训练难易度的反馈、对营养餐的满意度，老年人的进餐量和进餐所需时间等）和下一次训练的时间。

三、进食和饮水训练的注意事项

（一）重视口腔护理

残留在牙齿间的食物残渣很容易腐烂变质，导致牙周组织出现炎症。尤其是偏瘫老年人，由于感觉障碍，容易使得患侧牙齿间的食物残渣清理得不充分。因此，护理员应重视老年人口腔健康，在每次进食结束后帮助老年人清理口腔，直到老年人可独自清理口腔为止。帮助老年人清理口腔时，应从上往下刷上排牙齿，从下往上刷下排牙齿。如果老年人佩戴假牙，护理员应在老年人进食结束后，帮助老年人清洗假牙。

（二）促进咀嚼功能

老年人咀嚼能力较差，多食用质地偏软烂的食物。但如果老年人一直食用这类食物，会导致他们的咀嚼功能进一步退化。因此，护理员应建议老年人适量食用质地偏硬的食物，如坚果等。对于偏瘫老年人来说，护理员应指导其用患侧咀嚼食物，以锻炼患侧的咀嚼功能，避免面部不对称。

（三）注意健康饮水

护理员应提醒老年人少量多次饮水，不宜等口渴时再饮水。若老年人因患某些疾病需增加饮水量或限制饮水量（如血液黏稠度偏高的老年人需增加饮水量，患尿毒症的老年人需限制饮水量），护理员需监督其严格执行饮水计划并记录其饮水量。

（四）调整饮食结构

护理员应根据老年人的身体状况及时调整饮食结构。例如，对于便秘的老年人来说，护理员应建议其多食用富含膳食纤维的食物，从而更好地促进肠道蠕动，改善便秘的情况；对于日常进行抗阻训练的老年人来说，护理员应确保其每日蛋白质摄入量达到每千克体重1.2～1.5 g。此外，在老年人进食的过程中，护理员应多观察老年人对食物的偏好，并及时记录和反馈。

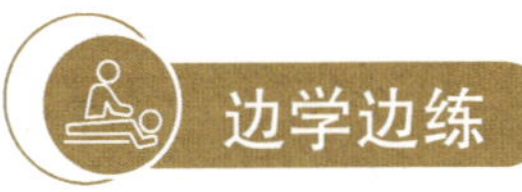

指导刘奶奶进行进食和饮水训练

【背景材料】

刘奶奶，73 岁，患有手指屈肌腱鞘炎，经过治疗后疼痛感缓解了很多，但刘奶奶的手指伸屈还是存在困难。

【练习流程】

（1）两人一组，分别扮演刘奶奶与护理员，进行进食和饮水训练，一组练习完成之后可交换角色再次练习。

（2）小组成员在练习结束后交流：对方在扮演护理员时是否存在问题，如在训练过程中是否有提醒老年人适当饮水、是否有指导老年人正确使用进食和饮水辅具等。

任务四　如厕训练

情景导入

【情景一】冯奶奶，72岁，有高血压和脑梗死病史，下肢活动不便，目前在××养老院进行康复治疗。三天前的早上5:00，冯奶奶因不想麻烦护理员，独自起身如厕，但因下肢无力不慎跌倒在卫生间。随后护理员及时赶到，并对冯奶奶进行了检查，所幸冯奶奶并无大碍。事后冯奶奶告诉护理员，她不想经常因为如厕这件事麻烦别人，想试着练习自己如厕。

【情景二】孙奶奶，68岁，一年前患压力性尿失禁。一年来，孙奶奶经常尿频、尿急，并且在咳嗽和打喷嚏时尿液也会不自主溢出，每天要起夜4～5次。此外，孙奶奶还会经常弄脏衣裤，身体和心理都承受了很大的痛苦。

思考：

护理员应如何帮助冯奶奶和孙奶奶进行如厕训练？

一、乘轮椅如厕训练

（一）自主乘轮椅如厕训练

1．准备工作

提前将卫生间地面的水渍清理干净，铺上防滑垫，并对卫生间的扶手进行消毒。采用七步洗手法洗净双手并佩戴口罩和手套。

2．训练前沟通

简单介绍自己并核对床号和姓名，向老年人说明本次康复训练的项目，并询问室内温度和湿度是否合适。

沟通示例

冯奶奶您好，我是您的护理员小李，可以告诉我您的床号和姓名吗？按照您的康复训练计划，我们今天要进行的是自主乘轮椅如厕训练。您近期排便还顺利吗？现在是否有便意呢？

3．身体素质评估

评估老年人是否有肠胃炎、便秘史或心脏病史，是否需要使用缓泻剂。

4．指导老年人自主乘轮椅如厕

（1）指导老年人驱动轮椅至坐便器旁，健侧靠近坐便器，使轮椅与坐便器成一定角度（见图 1-43），并收起脚踏板，将轮椅制动。

（2）指导老年人用健侧手扶轮椅扶手站起，站稳后，将健侧手移至对侧坐便器旁的扶手。

（3）指导老年人挪动健侧下肢，靠近坐便器，同时转过身来背对坐便器并站稳。

（4）指导老年人用健侧手脱下裤子，然后用健侧手扶住扶手，向后坐在坐便器上（见图 1-44）。若老年人在脱下裤子时有困难，护理员应从旁协助。

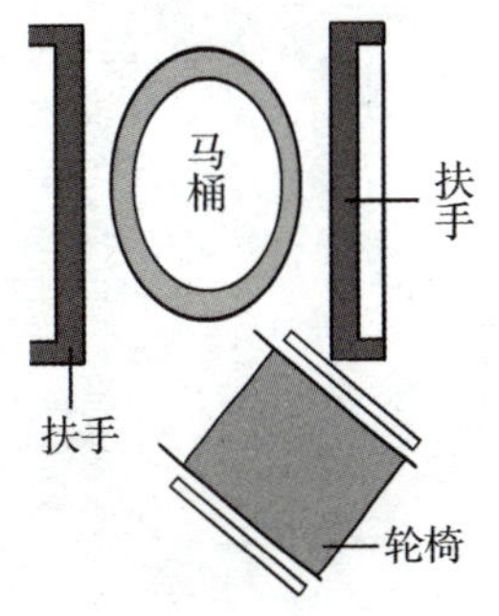

图 1-43　轮椅与坐便器位置关系示意图

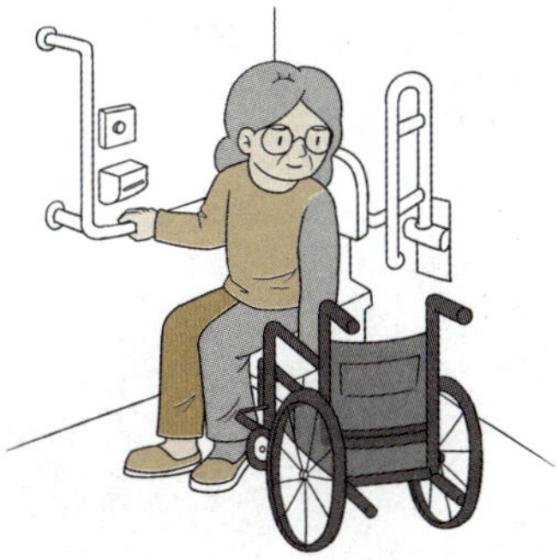

图 1-44　向后坐在坐便器上

（5）老年人如厕完毕后，指导其用健侧手擦拭肛门。

（6）指导老年人用健侧手扶住扶手，缓慢站起来，站稳后用健侧手提上裤子。

（7）指导老年人将健侧手移至轮椅扶手上，迈出健侧下肢，靠近轮椅并转身，坐回轮椅。

5．训练后沟通

告知老年人训练已结束，并询问老年人在训练过程中的感受。

沟通示例

冯奶奶，我们今天的自主乘轮椅如厕训练结束啦，感谢您的配合。您今天感觉怎么样呢？如果在训练过程中有任何不适您一定要告诉我，那我现在陪您回房间吧。

6．训练后其他事项

将卫生间打扫干净，对坐便器进行消毒，并再次清洗双手。记录老年人的如厕情况和老年人在如厕过程中遇到的问题。

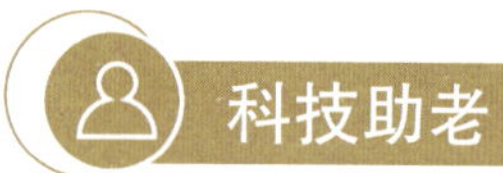

科技助老

科技助力“夕阳红”，起身助手为爱而生

根据世界卫生组织的报告，跌倒是老年人慢性致残的第三大原因。老年人跌倒造成的健康风险不亚于脑卒中和心脏病的发作。经调查研究，卫生间是发生老年人跌倒事件最多的地方。因此，对如厕器具进行改造和升级，可有效减少老年人跌倒事件的发生。

为了降低老年人如厕的风险，哈工大机器人（合肥）国际创新研究院康养装备研究所开发了一款可以协助老年人安全如厕的“起身助手”（见图 1-45）。起身助手的座椅基于人体工程学原理设计，高度贴合人体曲线，可令老年人在如厕过程中感觉更舒适、更放松。另外，双扶手的贴心设计，可以减少老年人的跌倒隐患。同时，起身助手的升降高度可随心调节，角度最大可达 23°，以满足不同老年人的使用需求。起身助手融入了一系列人性化设计，于细节处彰显“温度”，用科技关爱老年人。

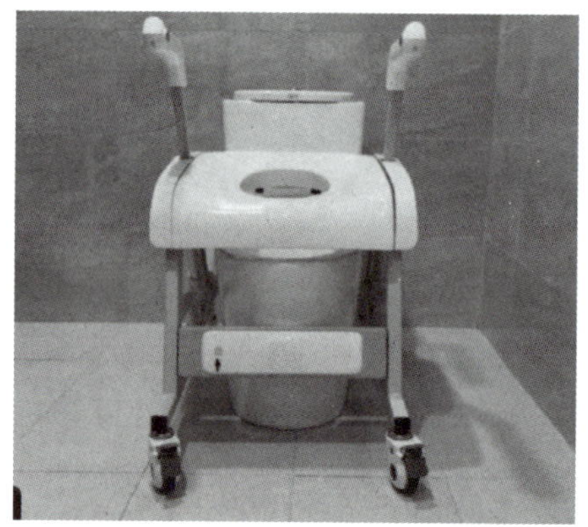

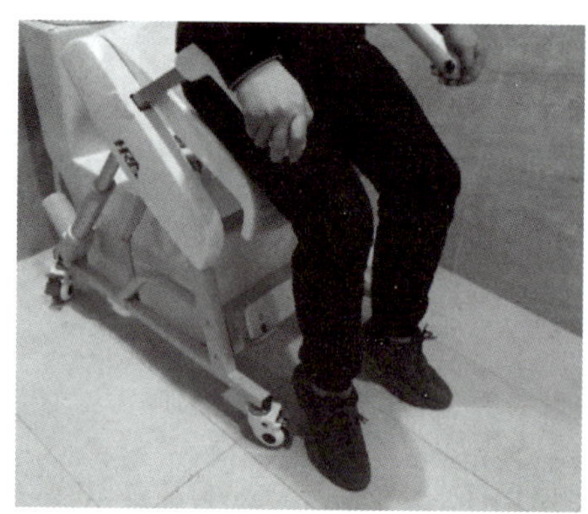

图 1-45　起身助手

（资料来源：《科技助力“夕阳红”　起身助手为爱而生》，合肥市智能机器人研究院网站，2020 年 4 月 1 日）

（二）在辅助下乘轮椅如厕训练

1．准备工作

护理员应提前将卫生间地面的水渍清理干净，铺上防滑垫，并对卫生间的扶手进行消毒。采用七步洗手法洗净双手并佩戴口罩和手套。

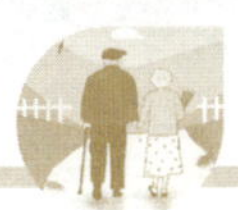

2．训练前沟通

简单介绍自己并核对床号和姓名，向老年人说明本次康复训练的项目，并询问室内温度和湿度是否合适。

沟通示例

冯奶奶您好，我是您的护理员小李，可以告诉我您的床号和姓名吗？按照您的康复训练计划，我们今天要进行的是在辅助下乘轮椅如厕训练。一会儿在您如厕时，我会全程在您旁边辅助您，您有任何困难都可以告诉我。您近期排便还顺利吗？现在是否有便意呢？

3．身体素质评估

评估老年人是否有肠胃炎、便秘史或心脏病史，是否需要使用缓泻剂。

4．协助老年人乘轮椅如厕

（1）指导老年人驱动轮椅至坐便器旁，健侧靠近坐便器，使轮椅与坐便器成一定角度，并收起脚踏板。

（2）护理员双手从老年人腋下穿过，将老年人环抱住，让老年人的健侧上肢搭在自己的颈后并搂紧。护理员用双膝抵住老年人的双膝，将老年人从轮椅上抱起并转身，如图 1-46 所示。

（3）确保老年人站稳后，协助老年人脱下裤子并坐在坐便器上，如图 1-47 所示。

如何辅助老年人进行乘轮椅如厕训练

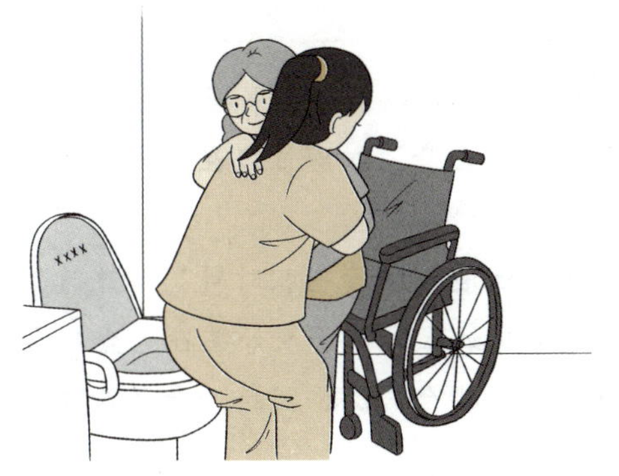

图 1-46　将老年人从轮椅上抱起并转身

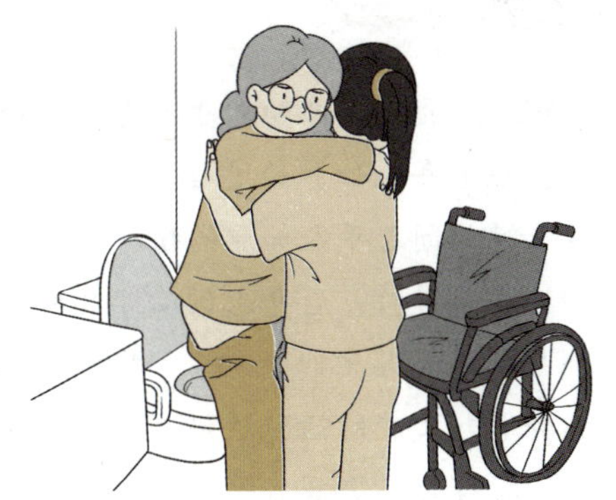

图 1-47　协助老年人脱下裤子并坐在坐便器上

（4）待老年人如厕完毕后，指导或协助老年人擦拭肛门，并将轮椅放在老年人的健侧。

（5）采用相同的环抱姿势将老年人从坐便器上抱起，协助其穿好裤子，如图 1-48 所示。

（6）环抱住老年人转身，使其背对轮椅，协助老年人缓慢坐在轮椅上，如图 1-49 所示。

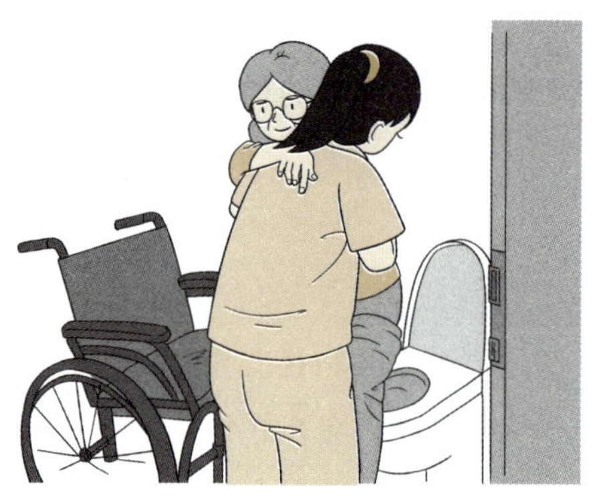

图 1-48　协助老年人穿好裤子

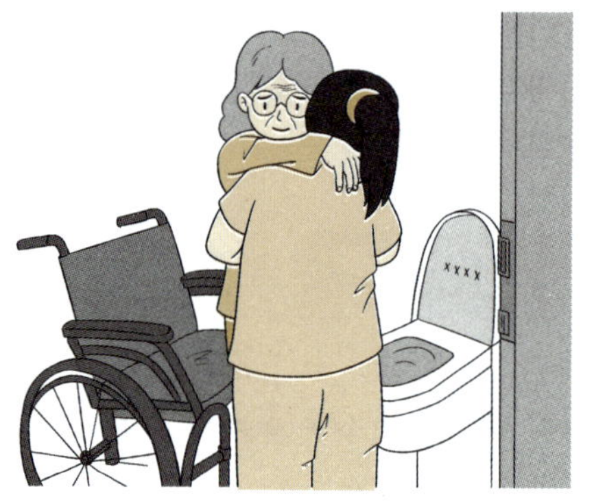

图 1-49　协助老年人缓慢坐在轮椅上

5．训练后沟通

告知老年人训练已结束，并询问老年人在训练过程中的感受。

沟通示例

冯奶奶，我们今天的在辅助下乘轮椅如厕训练结束啦，非常感谢您的配合。您今天感觉怎么样呢？如果在如厕的过程中有任何不适您一定要告诉我，那我现在陪您回房间吧。

6．训练后其他事项

将卫生间打扫干净，对坐便器进行消毒，并再次清洗双手。记录老年人的如厕情况（如厕所需时间、如厕频率、如厕过程中是否有头晕症状等）。

小 贴 士

护理员在指导或协助老年人进行乘轮椅如厕训练时，有以下注意事项：

（1）在老年人如厕的过程中，若老年人不习惯有人在旁，护理员应在门外等候，但要注意及时询问老年人如厕的情况，以免发生意外。

（2）在清晨时，老年人的心率相对较快，血压和血液黏稠度也相对较高，此时心血管疾病发病率是其他时段的 3～4 倍。一些患体位性低血压的老年人如果在久坐后突然站起，会引起大脑的短暂性供血不足，导致眼前发黑，甚至晕倒。因此，老年人在清晨如厕时，护理员应提醒其缓慢坐下和站起。

（3）提醒老年人在排便时尽量不要太用力，以免导致腹压、血压升高，或增加心脏的负担。

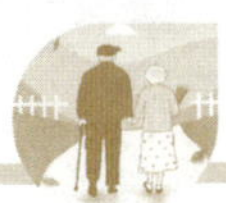

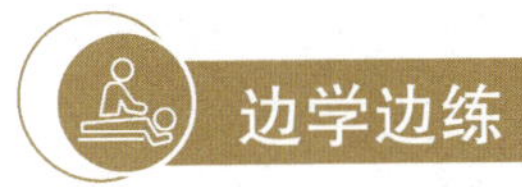

边学边练

指导范爷爷进行乘轮椅如厕训练

【背景材料】

范爷爷，71 岁，一个月前右侧脑梗死导致左侧肢体瘫痪，目前已转入××养老院，日常乘坐轮椅出行。由于左侧肢体活动不便，范爷爷在如厕时存在困难。

【练习流程】

（1）两人一组，分别扮演范爷爷与护理员，进行乘轮椅如厕训练。

（2）上一步练习完成之后可交换角色再次练习。交换角色时，可假设“范爷爷”右侧肢体瘫痪，从而全面地进行练习。

（3）小组成员在练习结束后交流：对方在扮演护理员时是否存在问题，如抱起老年人的动作是否轻柔、在抱起老年人时是否有抵住其双膝、在老年人如厕的过程中是否尊重老年人的隐私等。

二、大小便失禁康复训练

尿失禁是指膀胱内的尿液不受控制而自行流出的现象。大便失禁即肛门失禁，是指粪便不受控制、不自主地流出肛门的现象，为排便功能紊乱的一种症状。大小便失禁虽不直接威胁生命，但会给老年人带来身体和精神上的痛苦，严重地干扰老年人的正常生活。

造成老年人大小便失禁的主要原因有盆底肌力量减弱、膀胱功能减退和生活习惯不科学等。针对这三种主要原因，护理员可指导老年人分别进行凯格尔运动、膀胱功能训练和生活方式调整训练。

（一）凯格尔运动

凯格尔运动是指训练者有意识地对盆底肌进行自主性收缩的训练。指导老年人自主、反复、有节律性地收缩盆底肌，可以增强其盆底肌力量，提高其控制排尿（便）的能力。凯格尔运动的训练流程如下。

1. 准备工作

提醒老年人在训练前 1 个小时内不要进食，并在训练前排空膀胱内的尿液。采用七步洗手法洗净双手并佩戴口罩和手套。

2. 训练前沟通

简单介绍自己并核对床号和姓名，向老年人说明本次康复训练的项目和作用，并询问室内温度和湿度是否合适。

孙奶奶您好，我是您的护理员小李，可以告诉我您的床号和姓名吗？按照您的康复训练计划，我们今天要进行的是凯格尔运动，经过训练之后您的大小便失禁症状会有明显的改善。我会全程在您旁边辅助您，您有任何困难都可以告诉我。您觉得现在室内的温度和湿度是否合适呢？如果合适的话我们现在开始，好吗？

3．指导老年人进行凯格尔运动

（1）指导老年人寻找盆底肌。告知老年人在咳嗽或者大笑时，感受到的盆底收缩的肌肉即盆底肌。

（2）指导老年人取仰卧位，双腿屈曲，保持正常的呼吸，如图 1-50 所示。

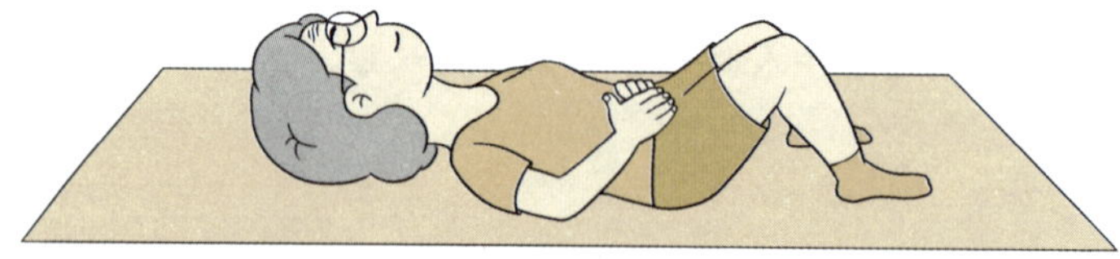

图 1-50　凯格尔运动的姿势

（3）指导老年人用力向上收缩盆底肌，坚持 3～5 秒（随着盆底肌力量增强，持续时间可延长至 8～10 秒），然后慢慢地放松，休息 5～10 秒后再次收缩和放松。1 次收缩和放松为 1 次完整的凯格尔运动。

（4）指导老年人以 10 次凯格尔运动为一组，进行 2 组训练（可根据老年人的训练情况适当增加）。

4．训练后沟通

告知老年人训练已结束，并询问老年人在训练过程中的感受。

沟通示例

孙奶奶，我们今天的凯格尔运动训练结束啦，感谢您的配合。我们今天进行了 2 组训练，您的动作很标准，已经很厉害了。等您适应了这套运动我们就可以适当增加训练的组数，相信经过一段时间的训练，您一定会康复的。

5．训练后其他事项

清洗双手，记录老年人的训练情况（如老年人可以接受的训练量、是否在训练过程中出现不适症状等）。

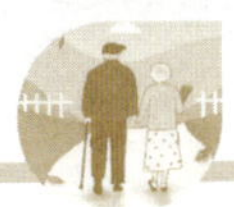

小贴士

护理员指导老年人进行凯格尔运动时，有以下注意事项：

（1）指导老年人进行凯格尔运动时，应提醒老年人避免大腿、臀部和腹部肌肉的参与，并全程保持呼吸平稳。

（2）若老年人在训练过程中出现盆底肌酸痛、刺痛等不适感，应立即停止训练。

（3）提醒老年人不要在膀胱充盈的时候进行凯格尔运动，以免削弱盆底肌的力量，甚至导致泌尿系统感染。

（4）若老年人有泌尿系统感染的情况，应在感染得到有效控制后再进行训练。

（5）提醒老年人一定要长期坚持进行凯格尔运动，建议老年人以每天训练2～3组为宜。

（二）膀胱功能训练

老年人常常因为膀胱肌过分敏感或大脑不能指挥膀胱的收缩而控制不住排尿。膀胱功能训练的目的是改善膀胱的控制力，增加储尿量，训练方法有许多种，下面主要介绍定时排尿训练。

（1）记录排尿情况。护理员应指导或协助老年人详细记录自己每天的排尿情况，如每天的饮水量（包括白开水、饮料等）、每一次小便的时间与尿量、尿失禁的时间和次数等，且记录的时间不能少于 3 天。

（2）制订排尿计划。护理员应根据老年人的排尿情况制订排尿计划，鼓励老年人定时排尿。在刚开始训练时，老年人的排尿间隔时间可稍短，在训练一段时间后，护理员可根据老年人的康复情况逐渐延长老年人的排尿间隔，如白天每 3～4 小时排尿 1 次，夜间排尿 2 次，并结合老年人的具体情况进行调整。指导老年人每次排尿前想象自己处于安静、宽敞的环境中，以充分放松身心。

（三）生活方式调整训练

老年人的一些特有的生活方式也会造成尿失禁，对于这一类老年人，护理员应指导其调整生活方式，主要包括以下几个方面。

1. 控制体重

多项研究表明，肥胖会在一定程度上导致压力性尿失禁，且体重每增加 1 kg，风险上升 3%。通过控制体重可有效缓解压力性尿失禁，因此，护理员应为身体质量指数>30（千克/平方米）且患有尿失禁的老年人制订减轻体重计划，具体措施如下：

（1）建议老年人控制饮食，适当减少碳水化合物的摄入。

（2）护理员可指导患有轻度压力性尿失禁的老年人进行中低强度的运动，同时根据老年人的康复情况调整运动量。

（3）指导老年人填写减重日记，记录每日运动的时间，体重变化情况，进食的种类、数量和时间等。

2．减少咖啡因摄入量

咖啡因是一种利尿剂，经常摄入咖啡因会增加人体的排尿量。因此，护理员应控制尿失禁老年人的咖啡因摄入量，从而减少尿失禁的频率。

3．避免增加腹压

对于患压力性尿失禁的老年人，护理员应指导其减少或避免提重物、大笑、跑跳、快步行走等增加腹压的动作。

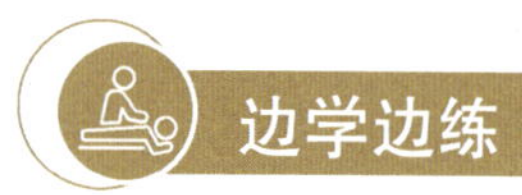

指导胡奶奶进行大小便失禁康复训练

【背景材料】

胡奶奶，69岁，身材肥胖，大笑、咳嗽或快走时会控制不住地漏尿，平时还喜欢喝大量的茶。

【练习流程】

（1）两人一组，为胡奶奶制订康复训练计划，并分别扮演胡奶奶与护理员，进行凯格尔运动训练，一组练习完成之后可交换角色再次练习。

（2）小组成员在练习结束后交流：对方在扮演护理员时是否存在问题，如制订的康复训练计划是否合理、是否按照正确的方法指导老年人进行凯格尔运动等。

学习成果自评

1．填空题

（1）老年人在进行穿脱裤子训练时可采取__________和__________两种体位，护理员可指导老年人根据自己的习惯选择其中一种方式进行训练。

（2）一般来说，__________（填“单手”或“双手”）擦洗下肢训练更适合患侧肢体活动能力和身体平衡能力较差的老年人。

（3）进食和饮水的辅具包括______________、______________、______________和______________。

（4）护理员在指导老年人进行实际进食与饮水训练时，若老年人使用的是汤勺，则应建议老年人每勺舀取的食物不超过勺子容量的__________。

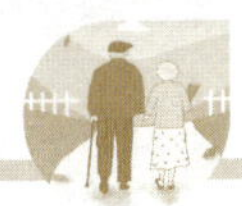

（5）造成老年人大小便失禁的主要原因有＿＿＿＿＿＿＿＿、＿＿＿＿＿＿＿＿和＿＿＿＿＿＿＿＿等。

（6）护理员可通过指导老年人记录＿＿＿＿＿＿和为老年人制订＿＿＿＿＿＿来帮助老年人进行定时排尿训练。

2. 选择题

（1）关于指导老年人进行穿脱衣物训练，以下说法不正确的是（　　）。

A. 不借助辅具穿袜子时，护理员应指导老年人用大拇指和食指撑开袜口

B. 在老年人脱衣物时，应指导其先脱患侧的衣物，后脱健侧的衣物

C. 在老年人穿套头上衣时，应指导其将身体微微前倾，使头部从衣领中穿出

D. 在卧位穿脱裤子训练结束后，护理员应询问老年人有无头晕、恶心等症状

（2）关于指导老年人进行清洁身体训练，下列说法正确的是（　　）。

A. 在进行洗澡训练时，护理员要多关注老年人的心理状况

B. 在进行擦洗下肢训练时，护理员应为老年人选择偏高的椅子，以降低老年人弯腰的难度

C. 不借助辅具进出浴盆的训练适用于不能独立步行的老年人

D. 在指导老年人进行盥洗训练时，护理员应站在健侧保护老年人的安全，以免老年人两侧肩部不协调时失去平衡而跌倒

（3）护理员指导老年人调整用餐姿势时，应将餐桌高度调整到与老年人（　　）平齐的位置。

A. 肘部　　B. 胸部

C. 腰部　　D. 肩部

（4）关于指导老年人进行大小便失禁康复训练，下列方法不正确的是（　　）。

A. 进行凯格尔运动　　B. 增加腹压

C. 控制体重　　D. 减少咖啡因摄入量

3. 简答题

（1）简述护理员指导老年人进行穿脱开襟上衣训练的操作流程。

（2）简述护理员协助老年人不借助辅具进入浴盆的操作流程。

（3）简述护理员协助老年人进行自主乘轮椅如厕训练的操作流程。

学习成果评价

请进行学习成果评价，并将评价结果填入表 1-1 中。

表 1-1 学习成果评价表

班级		组号		日期	
姓名		学号		主讲教师	
项目名称	老年人生活自理能力康复训练				
评价项目	评价内容			分值	评分
理论知识 10%	老年人衣物选择标准			5	
	进食和饮水辅具			5	
实践技能 70%	能够正确指导老年人进行穿脱上衣训练、穿脱裤子训练和穿脱鞋袜训练			20	
	能够正确指导老年人进行盥洗训练、擦洗下肢训练和洗澡训练			20	
	能够正确指导老年人进行舀取或夹取食物模型训练、实际进食和饮水训练			15	
	能够正确指导老年人进行乘轮椅如厕训练和大小便失禁康复训练			15	
综合素养 20%	积极参加教学活动，主动学习、思考、讨论			5	
	具备良好的学习态度			5	
	传承中华传统美德，树立尊老、爱老、敬老、孝老和助老理念			5	
	增强对养老护理行业的信心，自觉投身养老护理行业，努力成长为有理想、有责任、有担当的“青春养老人”			5	
合计				100	
自我评价					
教师评价					

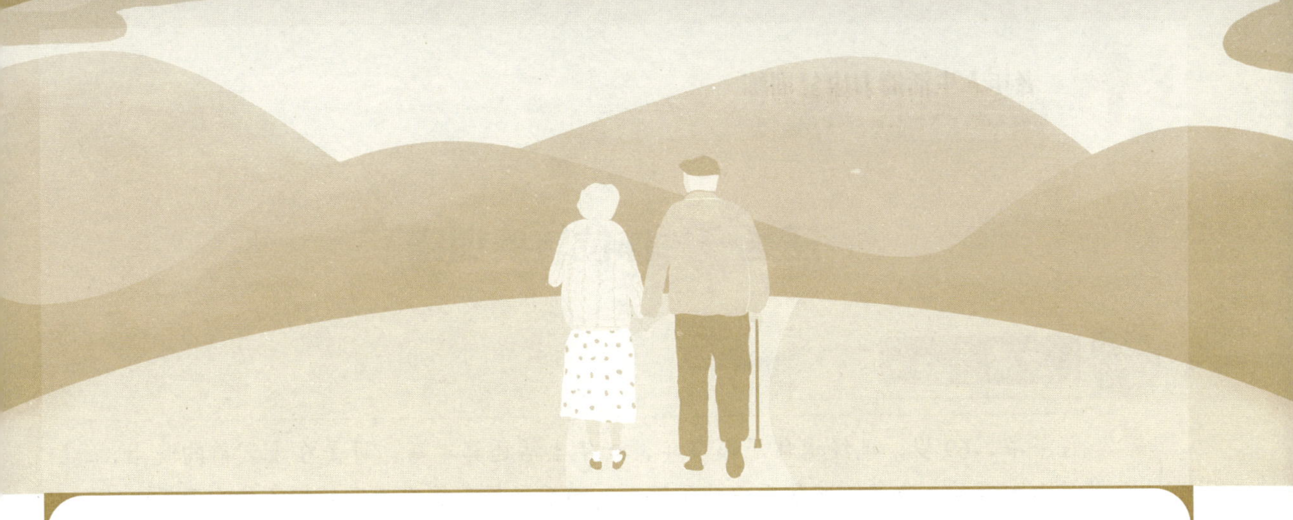

项目二 老年人基础运动能力康复训练

项目引言

老年人由于身体机能的下降，往往面临多种健康问题，如肌肉萎缩、骨质疏松、心肺功能下降等。这些问题不仅影响了他们的生活质量，而且给家庭和社会带来了沉重的负担。因此，老年人需要在自身功能允许的范围内进行身体活动，以促进自身基础运动能力的康复。在此过程中，护理员应为老年人提供必要的指导和帮助。本项目主要介绍指导老年人进行体位转换训练、肌力训练、步行训练、平衡与协调功能训练、脑卒中康复训练的方法。

任务清单

完成一项学习任务后，请在对应的方框中打钩。

课前预习	□	预习课本知识
	□	对老年人基础运动能力康复训练的方法有初步的了解
	□	通过网络搜集有关老年人基础运动能力康复训练的资料和案例
课堂学习	□	了解老年人基础运动能力康复训练的方法
	□	掌握老年人体位转换训练、肌力训练、步行训练、平衡与协调功能训练、脑卒中康复训练的操作流程
	□	培养敬业爱岗、专业扎实的品质，能够针对不同老年人的运动能力，给予有效的指导和帮助
实训练习	□	完成“边学边练”模块的实训操作并交流心得
	□	完成“学习成果自评”与“学习成果评价”
	□	提高职业素养，能运用所学知识处理训练过程中的突发情况

任务一　体位转换训练

情景导入

任爷爷，69岁，已经退休了很多年，老年生活还算丰富。可是在十天前的晚上，任爷爷在吃饭时，突然饭碗从手中掉了下来，随后任爷爷的左手开始握不住东西了，走路也不稳了。任爷爷以为是身体疲惫了，便去卧房休息。但休息一个小时后，任爷爷的情况更加糟糕，在站起时竟然跌倒了，家人赶紧将任爷爷送到了医院。

经医生诊断后，任爷爷被确诊为缺血性脑卒中，且情况比较严重。经过抢救，任爷爷的病情基本稳定了。家里人将任爷爷转到了康复中心进行康复治疗。任爷爷的一侧肢体活动不便，因此不能自主在床上进行翻身、坐起等动作。为了避免长期卧床对任爷爷运动能力的恢复造成影响，康复师建议任爷爷尽快进行体位转换训练。

思考：

护理员应如何帮助任爷爷进行体位转换训练？

一、仰卧位与侧卧位之间的转换训练

（一）仰卧位与侧卧位之间转换训练的流程

1. 准备工作

采用七步洗手法洗净双手，并佩戴口罩和手套。

2. 训练前沟通

简单介绍自己并核对床号和姓名，向老年人说明本次康复训练的项目及作用，并询问老年人进食和饮水是否正常。

3. 身体素质评估

查看老年人手脚的活动情况（如果老年人不能自己活动患侧肢体，护理员应辅助老年人活动肢体），确认老年人上肢和下肢的皮肤是否完好。

仰卧位与侧卧位之间的转换训练包括主动转换训练和被动转换训练，护理员可根据老年人的身体状况选择其中一种。

4. 主动转换训练

（1）转向患侧

① 指导老年人将十指相扣，使患侧拇指在上，健侧拇指在下，肘关节伸直，并用健侧上肢带动患侧上肢向上举起，使之与身体垂直。

② 指导老年人将头转向患侧，并将健侧膝盖弯曲。

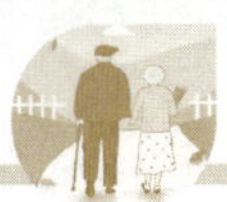

③ 指导老年人用健侧身体带动患侧身体，向患侧摆动 3 次，并在第 3 次时将身体翻转至患侧并保持，如图 2-1 所示。

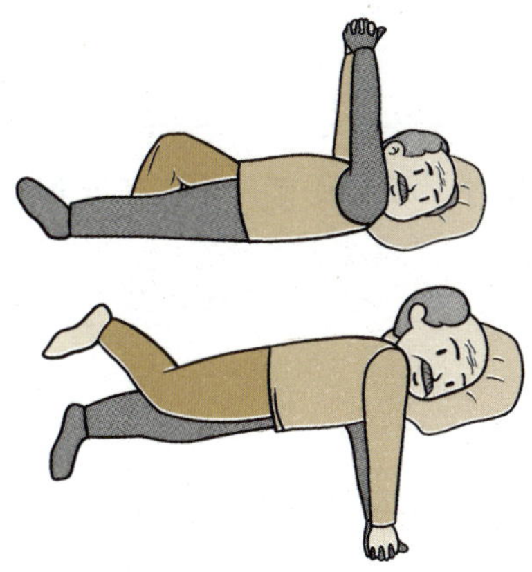

图 2-1　主动转向患侧动作

④ 检查老年人背部皮肤的完好情况。

⑤ 指导老年人平躺，并缓慢放下上肢和健侧下肢。待老年人稍微休息后，可指导其再次进行将身体翻转至患侧的训练。最后再次指导老年人平躺。

（2）转向健侧

① 指导老年人将十指相扣，使患侧拇指在上，健侧拇指在下，肘关节伸直，并用健侧上肢带动患侧上肢向上举起，使之与身体垂直。

② 指导老年人将头转向健侧，将健侧下肢微微弯曲，放在患侧下肢的下方，并钩住患侧下肢。

③ 指导老年人用健侧身体带动患侧身体，向健侧摆动 3 次，并在第 3 次时将身体翻转至健侧并保持，如图 2-2 所示。

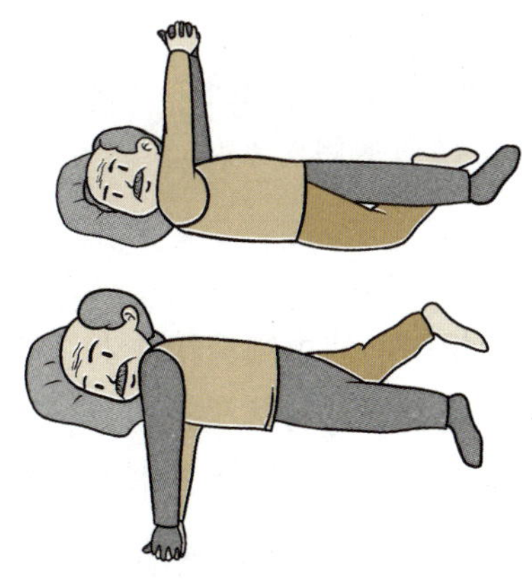

图 2-2　主动转向健侧动作

④ 检查老年人背部皮肤的完好情况。

⑤ 指导老年人平躺，并缓慢放下上肢和健侧下肢。待老年人稍微休息后，可指导其再次进行将身体翻转至健侧的训练。最后再次指导老年人平躺。

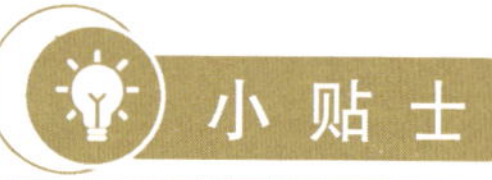

在指导老年人将身体翻转时，护理员可一手扶住老年人的双手，一手扶住老年人的髋部，以保护老年人的安全。

5. 被动转换训练

（1）转向患侧

① 护理员用一只手扶住老年人患侧的膝盖，以促进患侧腿外旋；另一只手放在老年人患侧肩膀的下方，以促进肩关节外旋，并将老年人的患侧上肢架在自己体侧。

② 指导老年人抬起健侧上肢和下肢，并向患侧摆动，以完成翻身动作，如图 2-3 所示。

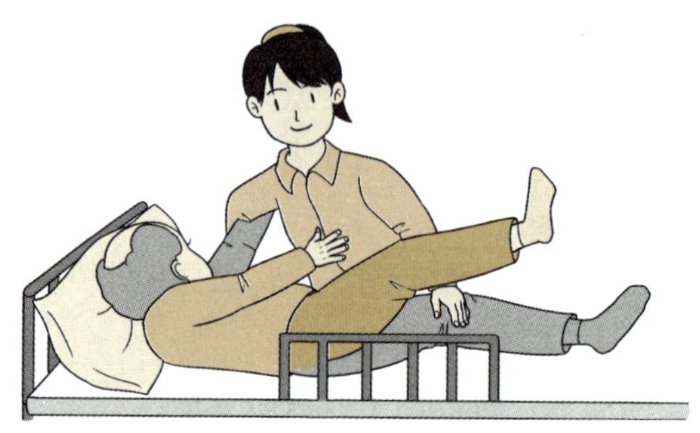

图 2-3　被动转向患侧动作

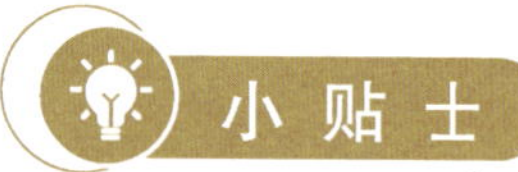

在老年人的身体向患侧摆动时，应告知老年人不要用手拉住床边缘带动自己的身体翻转，而应使健侧上肢和下肢主动向患侧发力。

（2）转向健侧

① 护理员指导老年人将十指相扣，使患侧拇指在上，健侧拇指在下，肘关节伸直，并用健侧上肢带动患侧上肢向上举起，使之与身体垂直。

② 一只手扶住老年人的髋部，另一只手扶住老年人患侧的足部，将老年人的患侧腿移至健侧腿上方，使老年人身体向健侧翻转，如图 2-4 所示。

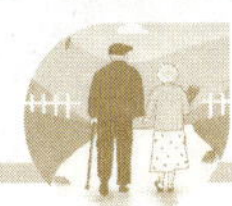

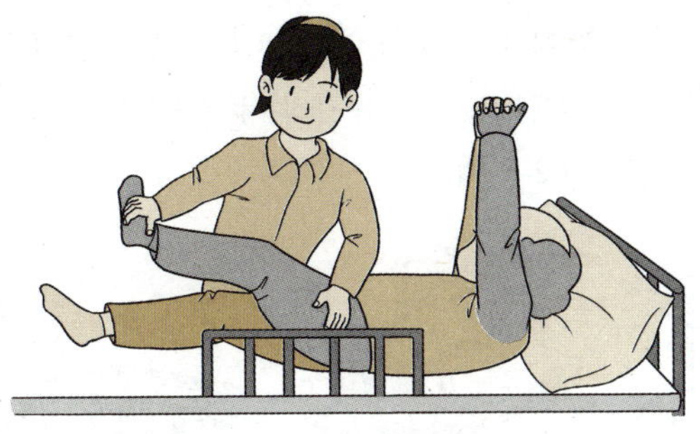

图 2-4　被动转向健侧动作

6．训练后沟通

告知老年人本次训练已结束，询问老年人在训练过程中的感受。

7．训练后其他事项

清洗双手，并记录老年人的训练情况（如四肢活动能力、翻转过程中身体是否有不适感等）。

（二）仰卧位与侧卧位之间转换训练的注意事项

（1）仰卧位与侧卧位之间的转换训练对老年人身体机能的恢复有很大帮助，可用于老年人的整个康复阶段，因此，护理员应确保老年人姿势正确。例如，老年人在翻转身体的过程中为了寻找支撑点，有可能使头部过于向前伸，护理员应注意根据情况及时地帮助老年人调整，直到老年人能够以正确的方式独立翻身。

（2）护理员应注意在训练过程中不要使老年人患侧的肩膀后缩，以免老年人患侧肩痛。

二、卧位与床边坐位之间的转换训练

（一）卧位与床边坐位之间转换训练的流程

1．准备工作

准备记录用纸笔 1 套、枕头 1 个，采用七步洗手法洗净双手，并佩戴口罩和手套。

2．训练前沟通

简单介绍自己并核对床号和姓名，向老年人说明本次康复训练的项目及作用，并询问老年人饮食和如厕情况是否正常。

3．身体素质评估

查看老年人手脚的活动情况，确认老年人上肢和下肢的皮肤是否完好。

4．从健侧坐起训练

（1）取健侧卧位。护理员可指导老年人采用前文所介绍的方法将身体转向健侧。

（2）指导老年人将患侧上肢放在胸前，并将健侧上肢的手掌贴住床面。

（3）指导老年人用健侧下肢钩住患侧下肢，并将患侧下肢带至床外侧边缘。

（4）指导老年人依次用健侧手肘、前臂、手腕和手掌的力量撑起身体并坐起。在此过程中，护理员应一手扶住老年人的髋部，一手扶住老年人健侧的肩膀。

（5）指导老年人用健侧上肢撑住床面，并在老年人的大腿与患侧小臂之间放置一个枕头，以更好地支撑患侧上肢，如图 2-5 所示。

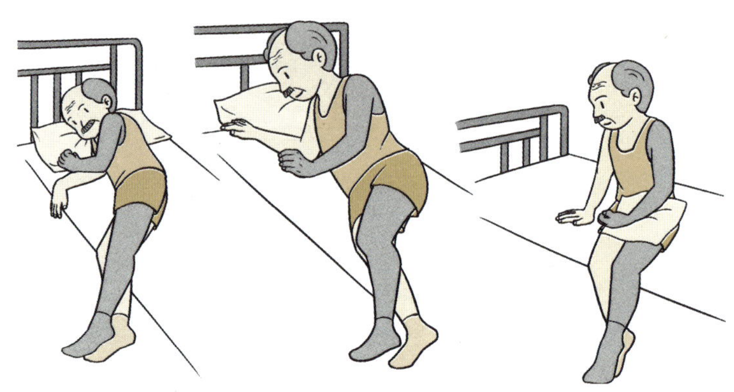

图 2-5　从健侧坐起动作

（6）待老年人休息片刻后，拿掉枕头。

（7）指导老年人将健侧手掌的指尖朝向身体一侧，依次用手掌、手腕、前臂和手肘的力量支撑身体，使身体慢慢躺下来。

（8）指导老年人用健侧下肢钩住患侧下肢，将患侧下肢带至床中间，并慢慢使身体躺平，双脚分开。

5. 从患侧坐起训练

（1）取患侧卧位。护理员可指导老年人采用前文所介绍的仰卧位与侧卧位之间转换训练（转向患侧）的方法将身体转向患侧。

（2）指导老年人将患侧上肢放在胸前，并将健侧上肢的手掌贴住床面。

（3）指导老年人用健侧下肢钩住患侧下肢，并将患侧下肢带至床外侧边缘。

（4）指导老年人用健侧手掌的力量撑起身体并坐起，如图 2-6 所示。在此过程中，护理员应一手扶住老年人的髋部，一手扶住老年人患侧的肩膀。

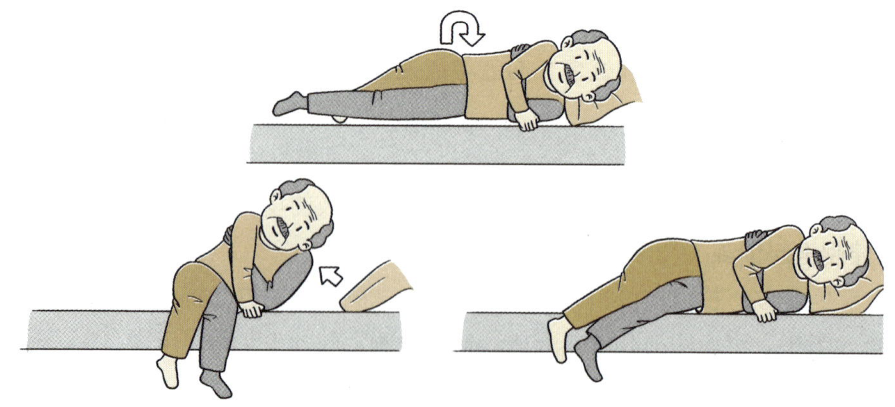

图 2-6　从患侧坐起动作

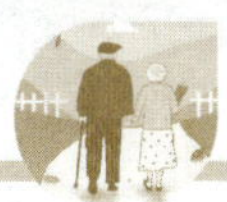

（5）指导老年人用健侧上肢扶住床面，并在老年人的大腿与患侧小臂之间放置一个枕头，以更好地支撑患侧上肢。

（6）待老年人休息片刻后，拿掉枕头。

（7）指导老年人将健侧上肢放在患侧身体旁，用健侧上肢支撑身体，使身体慢慢躺下来。

（8）指导老年人用健侧下肢钩住患侧下肢，将患侧下肢带至床中间，并慢慢使身体躺平，双脚分开。

6．训练后沟通

告知老年人本次训练已结束，询问老年人在训练过程中的感受。

7．训练后其他事项

清洗双手，并记录老年人的训练情况（如四肢活动能力、坐起时是否有头晕的症状等）和下一次训练的时间。

（二）卧位与床边坐位之间转换训练的注意事项

（1）对于偏瘫老年人来说，从健侧坐起比从患侧坐起的训练更容易一些，但从患侧坐起的训练更能锻炼老年人患侧肢体的活动能力。在指导老年人进行训练时，应提醒老年人不要过快或过于用力地坐起，以免出现头晕或肌肉痉挛的症状。

（2）若老年人在坐起的过程中有困难，护理员可用手臂环抱住老年人的头部和患侧肩膀，将老年人的身体抬起并帮助老年人坐直。

三、床边坐位与站位之间的转换训练

（一）床边坐位与站位之间转换训练的流程

1．准备工作

采用七步洗手法洗净双手，并佩戴口罩和手套。

2．训练前沟通

简单介绍自己并核对床号和姓名，向老年人说明本次康复训练的项目和计划训练的时长，并询问老年人室内温度和湿度是否合适。

3．身体素质评估

查看老年人健侧手（脚）抬起情况、患侧手（脚）平移情况、手（脚）腕活动情况、患侧手肘伸展情况，确认老年人的皮肤是否完好，并在评估完成后帮助老年人按摩放松。

4．床边坐位向站位的转换训练

（1）指导老年人在床边坐稳，将双脚分开，与肩同宽，患侧脚稍偏后放置。

（2）指导老年人将十指相扣，使患侧拇指在上，健侧拇指在下，肘关节伸直，并用健侧上肢带动患侧上肢向身体前方伸展。

（3）指导老年人将身体缓慢向前倾斜，待双肩向前超过双膝时，抬起臀部，并伸展膝关节，使身体站立，如图 2-7 所示。若老年人站立不稳，护理员应帮助老年人保持平衡。

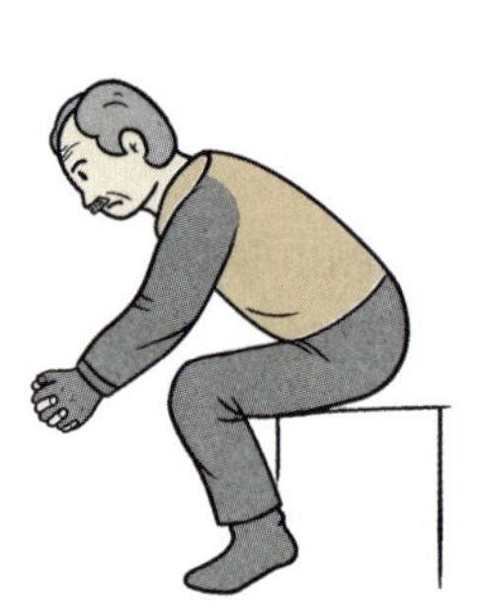
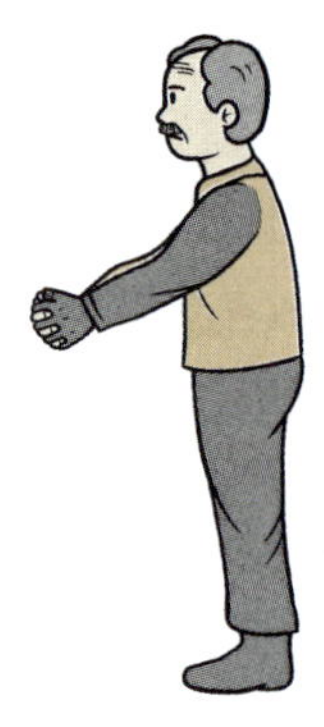

图 2-7　床边坐位向站位的转换训练

5．床边站位向坐位的转换训练

（1）指导老年人背对床边站立，将双脚分开，与肩同宽。

（2）指导老年人将十指相扣，使患侧拇指在上，健侧拇指在下，肘关节伸直，并用健侧上肢带动患侧上肢向身体前方伸展。

（3）指导老年人将身体前倾，并保持脊柱伸直和膝盖屈曲。指导老年人向后、向下移动臀部，缓慢坐下。

6．训练后沟通

告知老年人本次训练已经结束，对老年人进行表扬和鼓励，以增强老年人的自信心。

7．训练后其他事项

再次清洗双手，并记录老年人的训练情况（如下肢负重能力，站起时是否有头晕、恶心的症状等）和下一次训练的时间。

（二）床边坐位与站位之间转换训练的注意事项

（1）指导控制体位能力较差的老年人站起时，护理员可在老年人的前面摆放一张椅子，使老年人的双手可以触碰到椅子（手臂保持伸展），以辅助老年人站起。

（2）在老年人坐下时，护理员应提醒老年人在身体前倾的过程中将臀部充分向后移，而不要过于依靠重力跌坐在床上。护理员可将手放在老年人后背上，帮助老年人保持躯干前倾。

四、床与轮椅间的转移训练

（一）床与轮椅间转移训练的流程

1．准备工作

准备轮椅 1 把，采用七步洗手法洗净双手，并佩戴口罩和手套。

2．训练前沟通

简单介绍自己并核对床号和姓名，向老年人说明本次康复训练的项目，以取得配合。

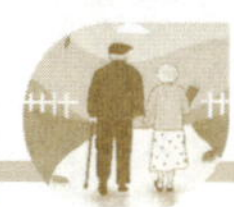

3．身体素质评估

查看老年人健侧手（脚）抬起情况、患侧手（脚）平移情况、手（脚）腕活动情况、患侧手肘伸展情况、患侧手指的活动情况等，确认老年人的皮肤是否完好。

床与轮椅间的转移训练包括被动转移训练和主动转移训练，护理员应根据老年人身体的康复情况选择一种。

4．被动转移训练

（1）护理员应检查轮椅是否有故障，包括手刹、把手、胎压、手轮圈等，确认无误后，将轮椅放在老年人健侧的床边，并使之与床边成30～45°夹角，收起脚踏板。

（2）指导老年人在床边坐稳，使双脚平放在地上。护理员将自己的双脚放在老年人的双脚两侧，双膝抵住老年人的膝盖，防止老年人的膝盖朝外伸展。

（3）将老年人的上肢搭在自己的肩上，双手放在老年人的肩胛骨上。

（4）将老年人身体的重心向前移，直至老年人的臀部离开床面。帮助老年人旋转身体至背对轮椅，指导老年人臀部向下，并协助老年人坐在轮椅上，如图2-8所示。

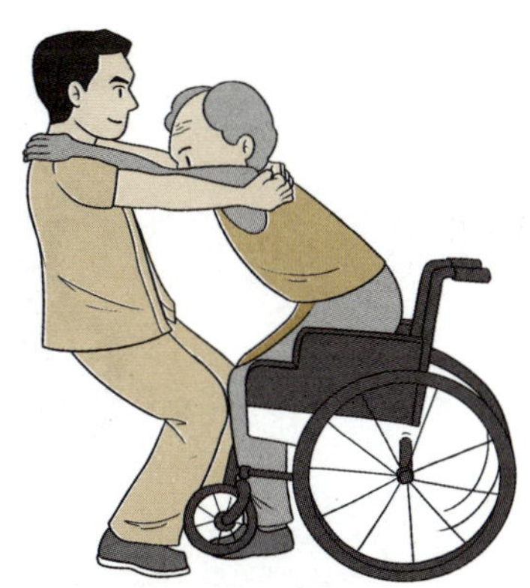

图2-8　协助老年人坐在轮椅上

（5）帮助老年人调整在轮椅上的坐姿，系好安全带，并帮助老年人将双脚放在脚踏板上。

（6）协助老年人从轮椅回到床上时，应先将轮椅驱动至老年人健侧的床边，并使之与床边成30～45°夹角，然后采取与前文相同的姿势将老年人从轮椅上抱起，并转身将老年人放在床边坐好。

5．主动转移训练

（1）床向轮椅的主动转移训练

① 护理员应检查轮椅是否有故障，包括手刹、把手、胎压、手轮圈等，将轮椅放在老年人健侧的床边，并使之与床边成30～45°夹角，收起脚踏板。

床与轮椅间的主动转移训练

② 指导老年人在床边坐稳，将双脚平放在地上。指导老年人将身体向轮椅的方向稍稍倾斜，健侧下肢向轮椅方向迈出一步，并用健侧手

扶住对侧轮椅扶手（见图 2-9）。

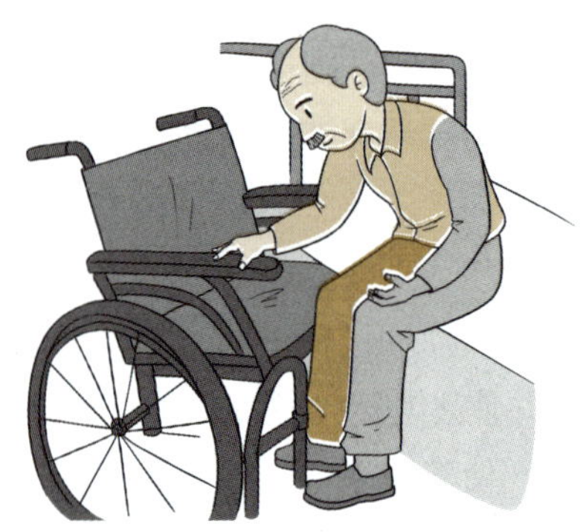

图 2-9　用健侧手扶住对侧轮椅扶手

③ 指导老年人用健侧手撑起身体站起，并以健侧下肢为轴旋转身体（见图 2-10），接着指导老年人将重心下移，缓慢坐下（见图 2-11）。

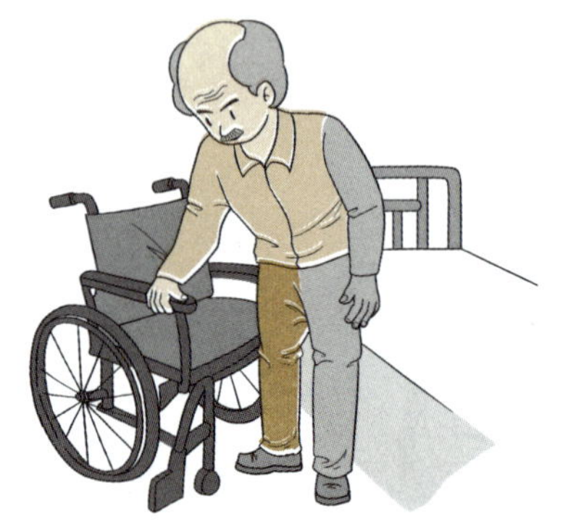

图 2-10　旋转身体

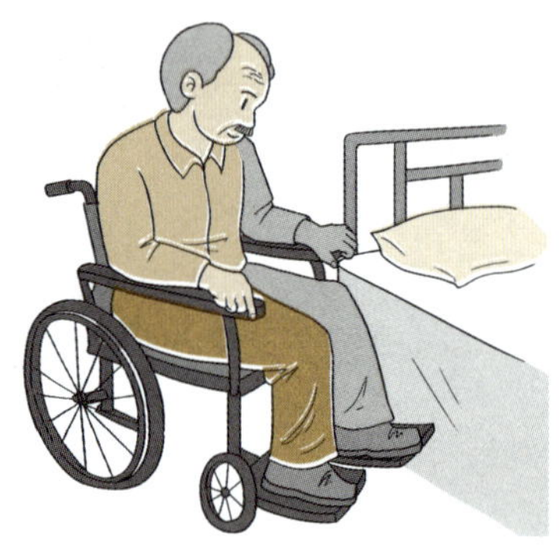

图 2-11　缓慢坐下

④ 帮助老年人调整在轮椅上的坐姿。指导老年人用健侧手系好安全带，然后用健侧脚将患侧的脚踏板放下，钩起患侧脚将其放在脚踏板上，最后用健侧脚将健侧的脚踏板放下，并将健侧脚放在脚踏板上。

（2）轮椅向床的主动转移训练

① 指导老年人将轮椅驱动至老年人健侧的床边，并使之与床边成 30～45°夹角，将轮椅制动，并用健侧脚收起两侧的脚踏板，用健侧手解开安全带。

② 指导老年人将身体向床边方向稍稍倾斜，健侧下肢向床边方向迈出一步，并用健侧手撑住床面站稳（见图 2-12）。

③ 指导老年人以健侧下肢为轴，旋转身体，并在床边坐下（见图 2-13）。

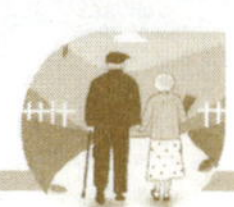

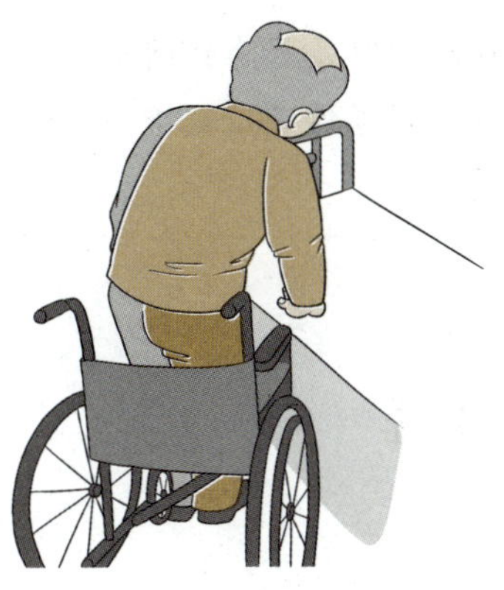

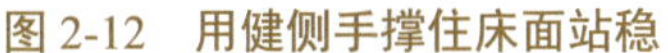

图 2-12　用健侧手撑住床面站稳

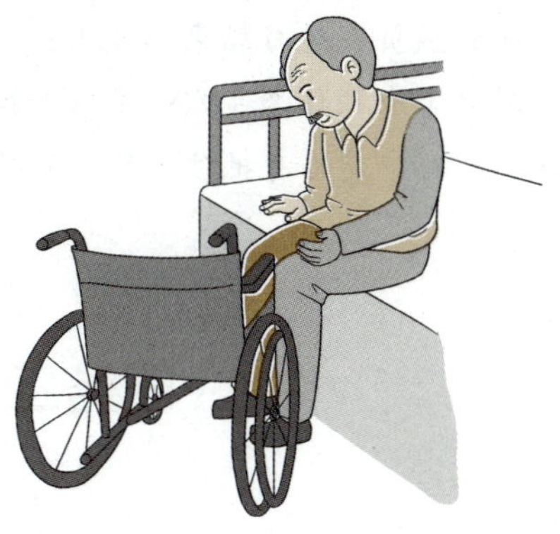

图 2-13　在床边坐下

6．训练后沟通

告知老年人本次训练已经结束，协助老年人躺回床上，并询问老年人在训练过程中的感受。

沟通示例

任爷爷，我们今天的床与轮椅间的转移训练结束啦，感谢您的配合，我现在协助您躺下吧。您感觉累不累？还有其他需要我帮助您的吗？那任爷爷您好好休息，我下次再来看您。

7．训练后其他事项

将轮椅放回原处，再次清洗双手，并记录老年人的训练情况和下一次训练的时间。

（二）床与轮椅间转移训练的注意事项

（1）在指导老年人进行被动转移训练时，应提醒老年人上肢不要过于用力拉护理员的颈部，以免增加训练难度。

（2）护理员应注意调节轮椅的高度，保证轮椅的高度与床的高度一致，从而使训练过程更容易、更安全。

边学边练

指导刘奶奶进行体位转换训练

【背景材料】

刘奶奶，73 岁，一个月前左侧脑出血导致右侧肢体瘫痪。

【练习流程】

（1）两人一组，分别扮演刘奶奶与护理员，进行体位转换训练。

（2）上一步练习完成之后交换角色。交换角色时，可假设“刘奶奶”左侧肢体瘫痪，从而全面地进行练习。

（3）小组成员在练习结束后交流：对方在扮演护理员时是否存在问题，如老年人从床上坐起时是否有扶住老年人的肩膀和髋部、在训练前是否检查了轮椅的完好度、在抱起老年人的过程中是否有抵住老年人的膝盖等。

任务二　肌力训练

情景导入

王奶奶，60岁，退休前是一名公务员，身体一直很健康，没有任何慢性病。可最近一年以来，王奶奶觉得自己的体能在逐渐下降，她总觉得很乏力，生活质量大不如前。前段时间，王奶奶出门时走路不稳，还摔了一跤。家人不放心王奶奶的身体，带她去医院做了全套体检。

经过检查后，王奶奶被确诊为肌肉减少症（简称“肌少症”）。肌少症会造成老年人身体的骨骼肌数量减少、力量下降及功能减退，导致老年人虚弱无力、抵抗力下降，并增加老年人感染疾病的风险。因此，医生提醒王奶奶平时一定要重视肌力训练，以维持身体健康。

思考：

（1）肌力训练对老年人的作用有哪些？

（2）护理员应如何指导王奶奶进行肌力训练？

一、肌力训练的作用

2021年12月，国家国民体质监测中心发布的《2020年全民健身活动状况调查公报》显示，参与肌力训练的女性老年人仅占3.1%，男性老年人仅占7.1%。

随着年龄增长，人的肌肉量会在达到一个顶峰后开始下降。此外，老年人的肌肉力量也会迅速下降。肌肉质量和力量的下降，对老年人的行走、站立能力等造成了较大的影响，并增加了老年人的跌倒风险。因此，对于老年人来说，进行肌力训练尤为重要。

具体来说，肌力训练对老年人主要有以下几个方面的作用：

（1）延缓肌肉萎缩。肌力训练有助于增加老年人的肌肉质量和力量，从而延缓肌肉萎缩，提高身体的代谢水平、耐力和免疫力。

（2）预防跌倒。跌倒对于老年人来说是不可忽视的健康风险，可能会导致十分严重的后果，如骨折、脑部损伤等。肌力训练可以提高老年人身体的稳定性和平衡能力，从而降低跌倒风险。

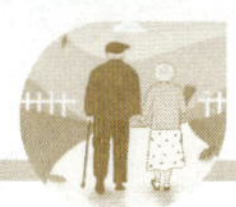

（3）提高生活质量。肌力训练可以使老年人更好地完成日常活动，如购物、烹饪、打扫等，提高其生活自理能力。此外，肌力训练还可以帮助老年人改善睡眠质量、增强认知功能等，从而进一步提高他们的生活质量。

二、上肢肌力训练

（一）不使用辅具进行上肢肌力训练

1．准备工作

采用七步洗手法洗净双手，并佩戴口罩和手套。

2．训练前沟通

简单介绍自己并核对床号和姓名，向老年人说明本次康复训练的项目、作用和时长，以取得老年人的配合。

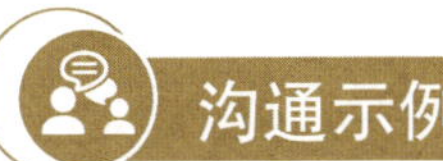

沟通示例

王奶奶您好，我是您的护理员小李，可以告诉我您的床号和姓名吗？按照您的康复训练计划，我们今天要在不使用辅具的情况下进行上肢肌力训练，预计时长是45分钟。经过训练以后，您上肢的肌肉力量会增强，身体机能也会慢慢恢复。那我们现在开始，好吗？

3．身体素质评估

评估老年人四肢的活动能力，判断老年人的身体素质是否适合进行上肢肌力训练。

4．靠墙俯卧撑训练

（1）指导老年人面对墙站立，将双脚分开，与肩同宽。指导老年人将双手手掌向前，指尖朝上，紧贴墙面，并使身体与墙面之间保持一臂的距离。

（2）指导老年人屈臂，将身体向墙面倾斜，在这一过程中需保持双脚不动，如图2-14所示。指导老年人在身体倾斜到最大限度时保持5秒，然后用手臂发力，使身体回到直立状态。

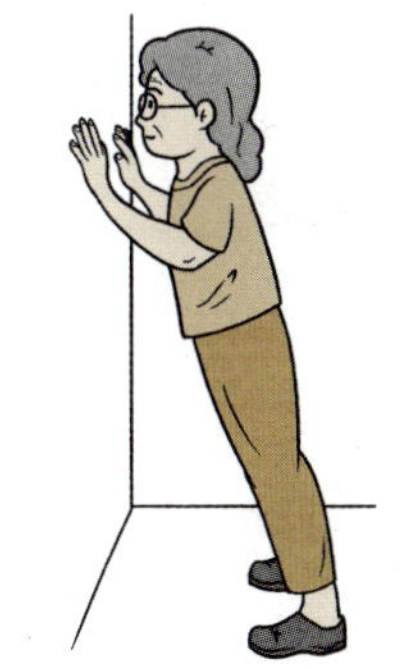

图2-14　靠墙俯卧撑训练

（3）指导老年人以10次动作为1组，进行2～3组训练。

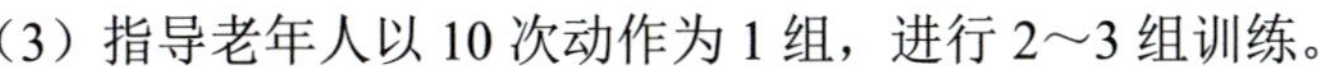

小 贴 士

护理员应提醒老年人在身体倾斜的过程中收紧腹部，并保持身体呈一条直线。此外，在训练过程中应提醒老年人不要耸肩。

5．手臂攀爬训练

（1）指导老年人面对墙站立，将双脚分开，与肩同宽。

（2）指导老年人将双手放在墙壁上，然后左右手交替做向上攀爬的动作，直至手臂完全伸展，如图 2-15 所示。

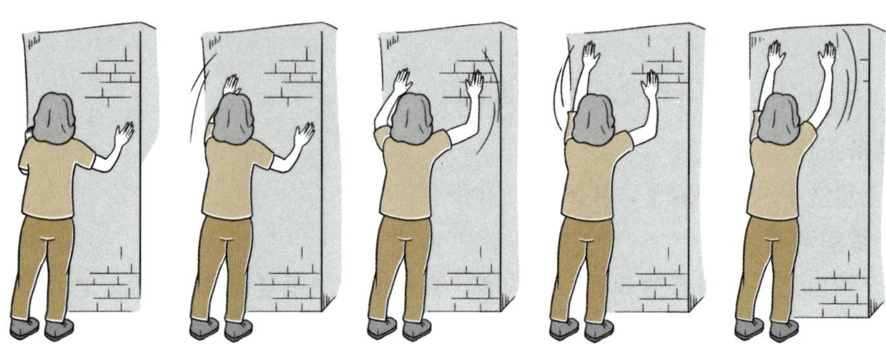

图 2-15　手臂攀爬训练

（3）指导老年人双手交替向下做相反的动作，直到回到起始位置。

（4）指导老年人以 6 次动作为 1 组，进行 2～3 组训练。

6．卧床划臂训练

（1）指导老年人取仰卧位，将双腿伸直，双手放在身体两侧。

（2）指导老年人向上划动手臂，划动至最高点时保持 5 秒，然后放下手臂，如图 2-16 所示。

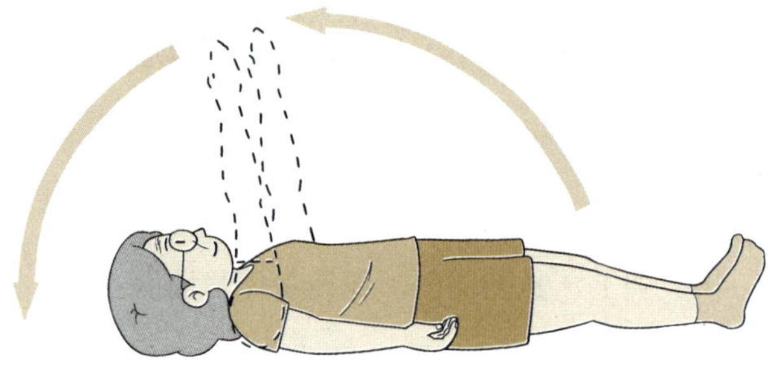

图 2-16　卧床划臂训练

（3）指导老年人以 20 次划臂训练为 1 组，进行 2～3 组训练。

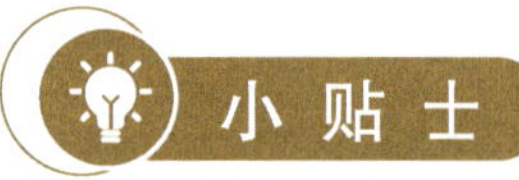

护理员在指导老年人放下手臂时，应提醒老年人不要依靠重力直接放下，而应控制肌肉的收缩使手臂放下，这样有助于增强老年人上肢肌肉的力量。

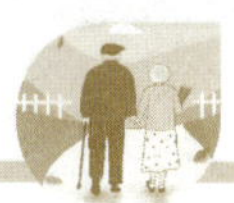

7．训练后沟通

训练结束后，护理员应鼓励和表扬老年人，并询问老年人上肢是否酸胀。

8．训练后其他事项

记录老年人训练的情况（如训练动作掌握情况、是否需要调整训练计划等）和下一次训练的时间。

（二）使用辅具进行上肢肌力训练

1．准备工作

准备哑铃 2 个、握力器 1 个，采用七步洗手法洗净双手，并佩戴口罩和手套。

2．训练前沟通

简单介绍自己并核对床号和姓名，向老年人说明本次康复训练的项目、作用和时长。

3．身体素质评估

评估老年人四肢的活动能力，判断老年人的身体素质是否适合使用辅具进行上肢肌力训练。

4．使用哑铃训练

（1）坐姿弯举哑铃训练

① 指导老年人在板凳上坐稳，将双脚放平，与肩同宽，双手各握一个哑铃，双臂自然下垂（见图 2-17）。

② 指导老年人保持大臂固定，向上抬起小臂（见图 2-18）至最大限度，并保持 1～2 秒，抬起过程中应提醒老年人保持肘部贴紧躯干。

③ 指导老年人慢慢放下哑铃至起始位置，并以 10 次弯举哑铃为 1 组，进行 2～3 组训练。

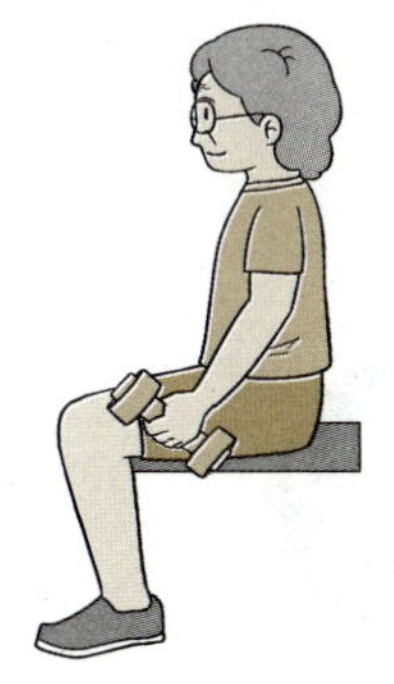

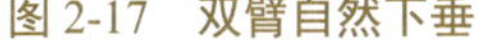

图 2-17　双臂自然下垂

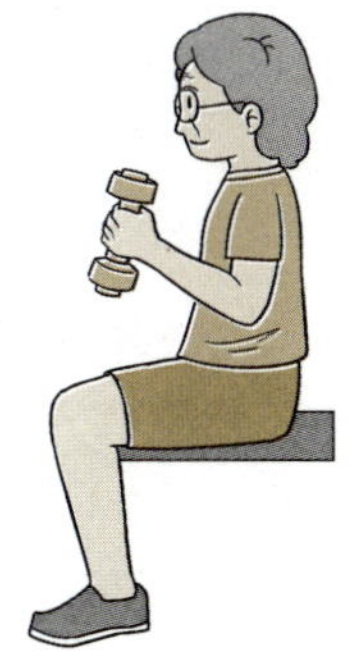

图 2-18　向上抬起小臂

（2）坐姿上推哑铃训练

① 指导老年人在板凳上坐稳，将双脚放平，与肩同宽，双手各握一个哑铃。

② 指导老年人将手臂抬起，大臂与地面平行，小臂与大臂成直角（见图 2-19）。

③ 指导老年人向上伸直双臂（见图 2-20），伸至最高处并保持 1～2 秒，然后放下手臂至如图 2-19 所示的位置。

④ 指导老年人重复上述步骤，以 10 次上推哑铃为 1 组，进行 2～3 组训练。

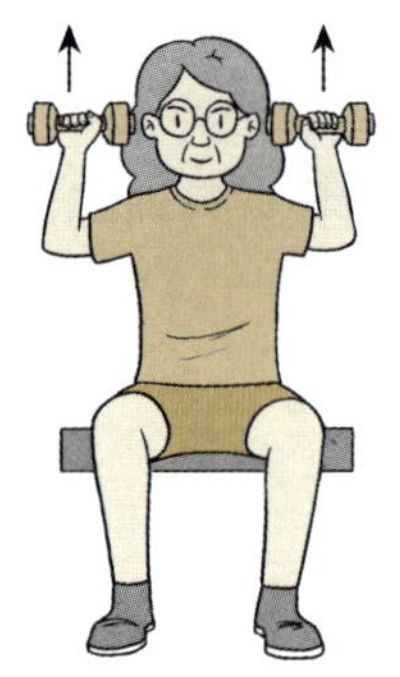
图 2-19　小臂与大臂成直角

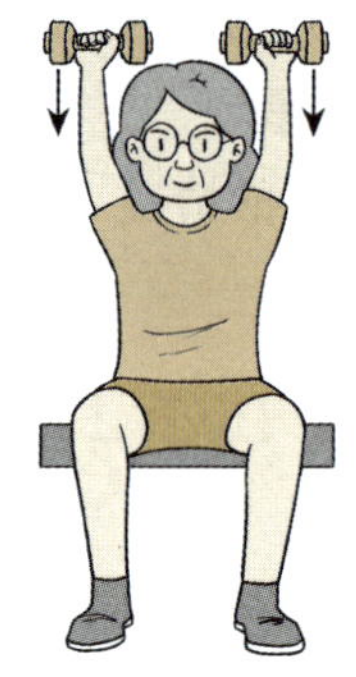
图 2-20　向上伸直双臂

小贴士

护理员应注意不要为老年人选择过重的哑铃，可以先指导老年人使用 1 kg 的哑铃，待老年人手臂肌肉力量增强之后，再适当增加哑铃的重量。此外，护理员应提醒老年人在训练过程中注意呼吸的节奏，在用力时呼气，还原时吸气（此呼吸方法同样也适用于其他肌力训练）。

5．使用握力器训练

（1）指导老年人手持握力器，用大拇指和虎口握住握力器的一个手柄，其余四指握住握力器的另一个手柄，用力夹紧两个手柄，如图 2-21 所示。

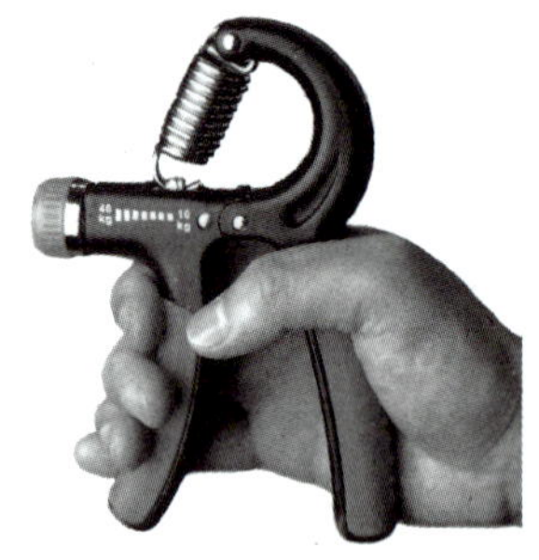
图 2-21　用力夹紧两个手柄

（2）提醒老年人不要立即松开握力器，而应保持 5 秒后再松开。

（3）指导老年人重复上述步骤，以 10 次握紧和松开握力器为 1 组，进行 2～3 组训练。

6．训练后沟通

训练结束后，护理员应询问老年人训练感觉如何，并告知老年人下一次训练的时间。

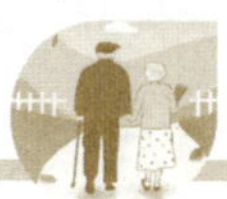

沟通示例

王奶奶，我们今天的上肢肌力训练结束啦，使用辅具进行训练后您一定觉得肌肉有点酸胀，这都是正常的，我帮您按摩一下。您一定要坚持训练，只有坚持才能有效果，相信您的身体机能一定会得到恢复的。下一次训练的时间是明天，那我明天再来看您。

7. 训练后其他事项

将哑铃和握力器放回原处，并清洗双手。记录老年人的训练情况（如配合情况、训练方法掌握程度、能够接受的哑铃重量等）和下一次训练的时间。

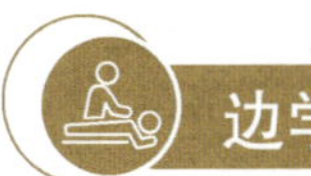

边学边练

指导李爷爷进行上肢肌力训练

【背景材料】

李爷爷，71 岁，患有糖尿病，经常感觉上肢没有力气，无法进行日常活动。

【练习流程】

（1）两人一组，分别扮演李爷爷与护理员，进行上肢肌力训练，并在一组训练完成之后交换角色。

（2）小组成员在训练结束后交流：对方在扮演护理员时是否存在问题，如是否有提醒老年人在进行肌力训练时保持正确的呼吸方式、是否在老年人感到肌肉酸胀时帮助老年人按摩、是否在老年人动作不标准时帮助老年人纠正等。

三、下肢肌力训练

（一）不使用辅具进行下肢肌力训练

1. 准备工作

采用七步洗手法洗净双手，并佩戴口罩和手套。

2. 训练前沟通

简单介绍自己并核对床号和姓名，询问老年人近日身体状况，告知老年人要进行的康复训练项目及作用。

3. 身体素质评估

评估老年人的四肢活动能力，并判断老年人的身体素质是否适合进行下肢肌力训练。

4. 辅助下蹲训练

（1）指导老年人靠墙站立，将双脚分开，与肩同宽，用双手握住墙边的扶手，如图 2-22 所示。

（2）指导老年人用双手抓紧扶手，屈膝并下蹲，如图 2-23 所示。下蹲至最低点后保持 2 秒，然后起立。

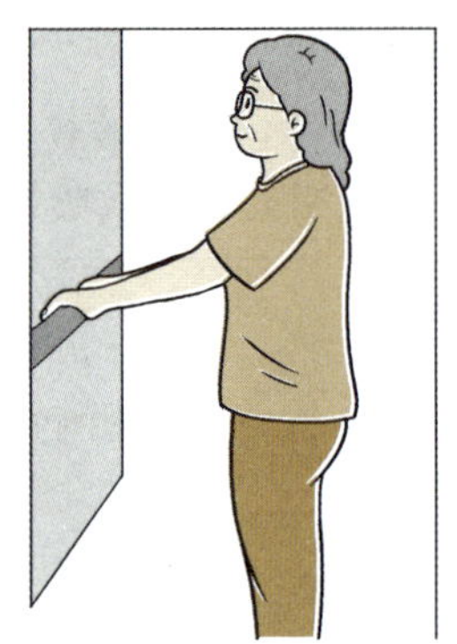
图 2-22　用双手握住墙边的扶手

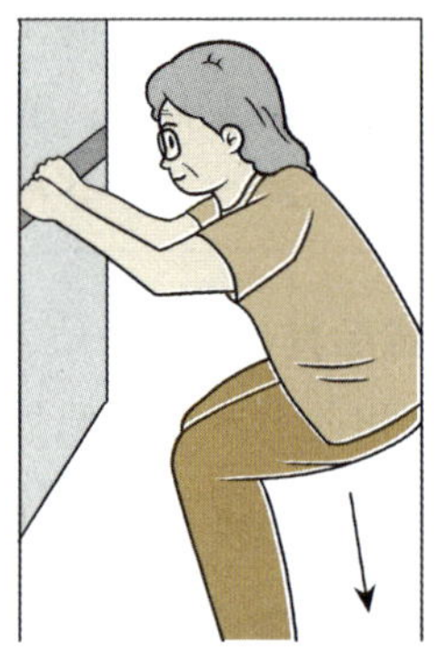
图 2-23　屈膝并下蹲

（3）指导老年人重复上述步骤，以 10 次下蹲为 1 组，进行 2～3 组训练。

5．提踵运动

（1）指导老年人靠墙站立，将双脚分开，与肩同宽，用双手握住墙边的扶手。

（2）指导老年人保持脚尖不动，脚后跟向上抬，做提踵（zhǒng）运动，如图 2-24 所示。提踵至最大限度后保持 2 秒，然后还原为初始姿势。

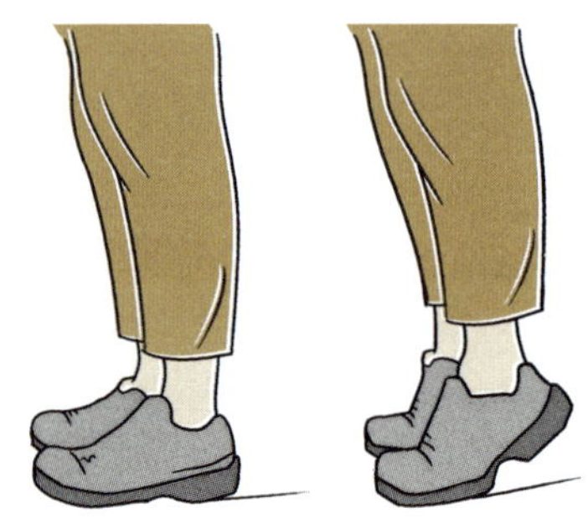
图 2-24　提踵运动

（3）指导老年人重复上述步骤，以 10 次提踵运动为 1 组，进行 2～3 组训练。

6．髋外展训练

（1）指导老年人靠墙站立，将双脚分开，与肩同宽，用双手握住墙边的扶手。

（2）指导老年人向侧边抬起左腿，至最高点后保持 5 秒再放下，再抬起右腿并保持 5 秒。

（3）以 10 次左右交替侧抬腿（见图 2-25）为 1 组，指导老年人进行 2～3 组训练。

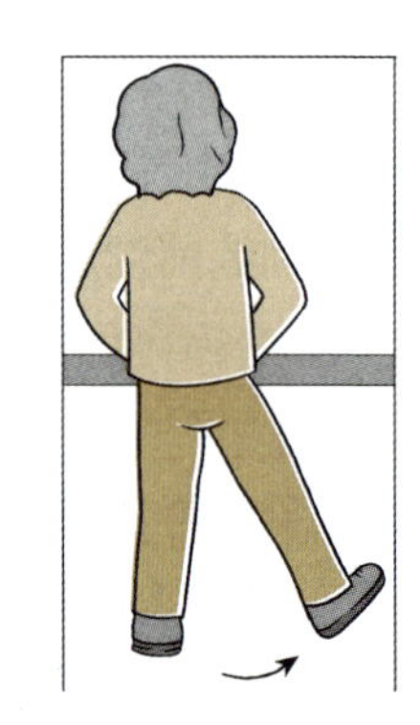
图 2-25　左右交替侧抬腿

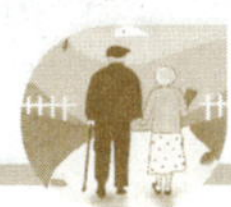

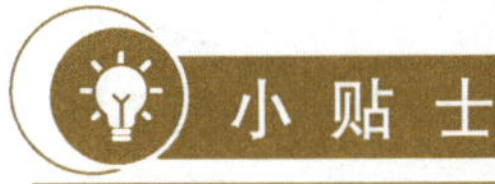

护理员在指导老年人向侧边抬腿时，应注意提醒老年人保持背部和骨盆直立，不要偏向一侧。

7．后伸腿训练

（1）指导老年人靠墙站立，将双脚分开，与肩同宽，用双手握住墙边的扶手。

（2）指导老年人先向后抬起左腿，尽力使左腿伸直并保持 5 秒，在此过程中需提醒老年人保持身体直立。指导老年人放下左腿，按照相同的方法抬起右腿并放下。

（3）以 10 次左右交替后伸腿（见图 2-26）为 1 组，指导老年人进行 2～3 组训练。

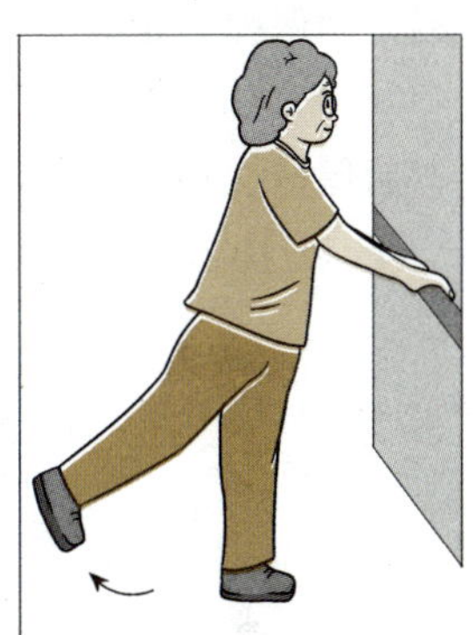

图 2-26　左右交替后伸腿

8．训练后沟通

训练结束后，护理员应询问老年人是否疲累，是否习惯目前的训练强度。

9．训练后其他事项

清洗双手，并记录老年人的训练情况（如下肢肌肉酸胀情况、是否适应目前的训练强度等）和下一次训练的时间。

（二）使用辅具进行下肢肌力训练

老年人进行下肢肌力训练的常用辅具有弹力带、股四头肌训练椅、踝关节屈伸训练器、下肢功率车、划船运动器等，下面主要介绍如何指导老年人使用弹力带和下肢功率车进行下肢肌力训练。

1．准备工作

准备弹力带 1 根、下肢功率车 1 台，采用七步洗手法洗净双手，并佩戴口罩和手套。

2．训练前沟通

简单介绍自己并核对床号和姓名，告知老年人要进行的康复训练项目及作用，以取得老年人的配合。

3．身体素质评估

评估老年人四肢的活动能力，判断老年人的身体素质是否适合进行下肢肌力训练，并在评估完成后帮助老年人按摩放松。

4．使用弹力带进行训练

（1）坐位伸膝训练

① 指导老年人在椅子上坐稳，用双手扶住两侧的扶手，背部挺直。

② 将弹力带绑在老年人的左腿上，并从后面固定住弹力带的另一端，确保弹力带处于

绷直的状态。

③ 指导老年人克服弹力带的拉力向上抬起左腿（见图 2-27），抬起至最大限度后保持 2 秒，然后放下左腿。

④ 以 10 次坐位伸膝动作为 1 组，指导老年人进行左右两侧伸膝训练各 2～3 组。

（2）坐位屈膝训练

① 指导老年人在椅子上坐稳，用双手扶住两侧的扶手，背部挺直。

② 将弹力带绑在老年人的左腿上，指导老年人抬起左腿，并从前面固定住弹力带的另一端，确保弹力带处于绷直的状态。

③ 指导老年人克服弹力带的拉力向下收缩左腿（见图 2-28），收缩至小腿与地面垂直的状态后保持 2 秒，然后再次抬起左腿。

④ 以 10 次坐位屈膝动作为 1 组，指导老年人进行左右两侧屈膝训练各 2～3 组。

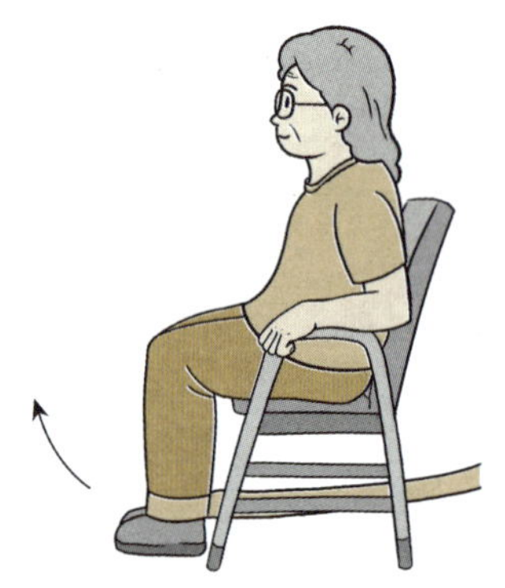

图 2-27　坐位伸膝动作

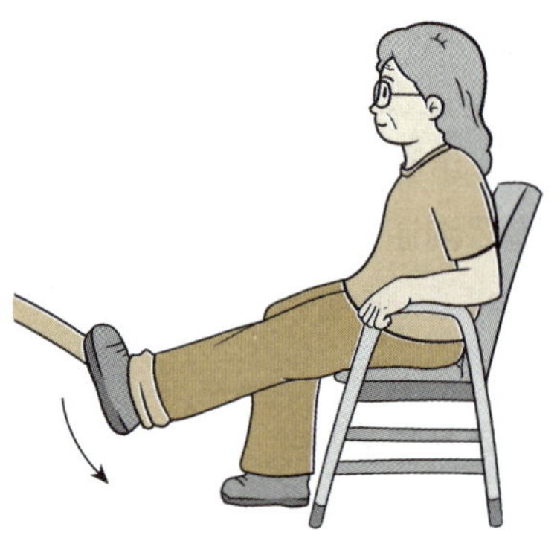

图 2-28　坐位屈膝动作

5．使用下肢功率车进行训练

（1）指导老年人坐在下肢功率车（见图 2-29）上，用双手扶住把手，将双脚放入固定带中并系紧固定带。

（2）根据老年人肌肉力量的恢复程度设置阻力，指导老年人像骑自行车一样双脚循环用力，进行圆周运动。

（3）以 5 分钟运动为 1 组，指导老年人进行 2 组训练。

6．训练后沟通

训练结束后，护理员应询问老年人在训练中是否遇到困难，对老年人进行鼓励和表扬。

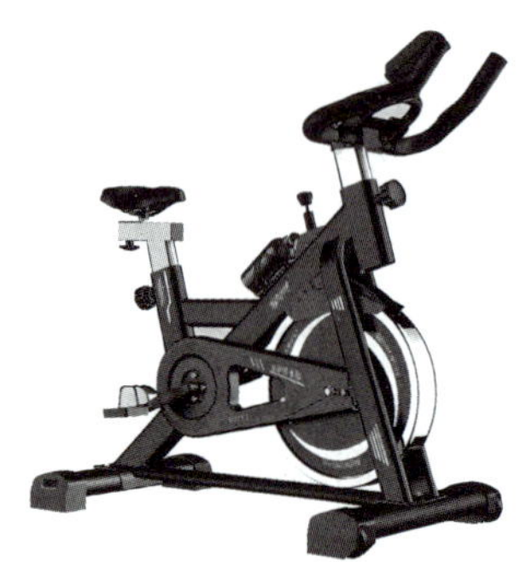

图 2-29　下肢功率车

沟通示例

王奶奶，我们今天的下肢肌力训练结束啦，非常感谢您的配合。我们今天使用了两种辅具进行训练，您感觉训练过程中有困难吗？一开始训练是会有点吃力，多练习几次就好了，您已经表现得很棒了！

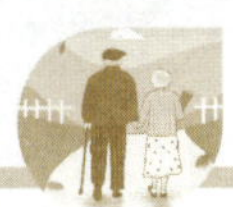

7. 训练后其他事项

将弹力带放回原处，并清洗双手。记录老年人的训练情况（如是否适应使用辅具进行训练、使用辅具训练期间是否有突发情况等）和下一次训练的时间。

肌力训练的注意事项

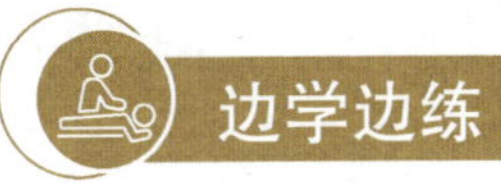

边学边练

指导韩爷爷进行下肢肌力训练

【背景材料】

韩爷爷，70岁，患有腰椎间盘突出症，经常感觉下肢放射性疼痛、麻木，并且下肢肌力减退。

【练习流程】

（1）两人一组，分别扮演韩爷爷与护理员，进行下肢肌力训练，并在一组训练完成之后交换角色。

（2）小组成员在训练结束后交流：对方在扮演护理员时是否存在问题，如弹力带是否固定正确、在训练过程中是否有提醒老年人保持背部直立等。

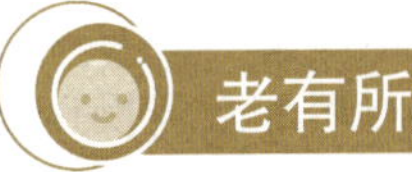

老有所乐

肌肉有力量，晚年更健康

2025年5月至6月期间，山东省威海市环翠区环翠楼街道社区社会组织联合会承接了“威海红帆·红映环翠”——“乐龄港湾”老年人康复训练项目，在辖区同德社区、南山社区、西南村社区、东北村社区成功举办了4场主题为“肌肉力量对老年人身体健康作用”的专业辅导活动。

在活动中，讲师着重强调了加强肌力训练对老年人的必要性和重要性，阐明了老年人经常运动能有效保持肌肉力量，并在运动过程中产生多巴胺和内啡肽，有助于减缓衰老进程、改善情绪。之后，讲师为老年人进行了耐心讲解和示范，系统介绍了适合老年人的肌力训练方法及其原理，重点介绍了上肢和下肢肌力训练方法。同时，讲师还根据每位老年人的身体状况，为其推荐了适合其自身情况的训练方法和辅助道具（如哑铃、沙袋、弹力带等）。

此次活动通过专业化、人性化且实用的辅导，切实强化了老年人对肌力训练重要性的认识，使老年人掌握了安全的居家锻炼方法，为改善其身体功能、延缓衰老、提高生活质量提供了有效支持。

（资料来源：《环翠楼街道“乐龄港湾”项目——老年人肌肉力量训练辅导活动圆满完成》，环翠楼社工服务站公众号，2025年6月13日）

任务三　步行训练

情景导入

马爷爷，75 岁，一年前患膝关节炎，在经过治疗后疼痛感减少了许多。但这一年以来他常常感觉行走困难，需要多次休息，而且走得很慢。每次休息时马爷爷都会汗流浃背、气喘吁吁，这种身体状况让他无法参加户外活动。

近日，马爷爷的精神状态不错，护理员计划使用助行器帮助马爷爷进行步行训练。

思考：

（1）助行器包括哪些类型？护理员可为马爷爷选择哪种助行器？

（2）护理员应如何指导马爷爷使用助行器进行步行训练？

一、助行器的概念和分类

助行器是指能辅助人体支撑体重、保持平衡和行走的工具。助行器对于下肢无力、步行平衡性差的老年人来说十分有帮助。

根据民政部发布的《中国康复辅助器具目录》，助行器可分为单臂操作助行器和双臂操作助行器。单臂操作助行器主要包括手杖（见图 2-30）、肘拐、前臂支撑拐、腋杖（见图 2-31）、带座手杖（见图 2-32）、多功能手杖等；双臂操作助行器主要包括框架式助行器（见图 2-33）、轮式助行器（见图 2-34）、座式助行器、台式助行器、电动助行器等。

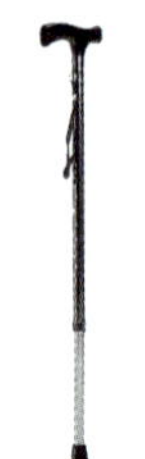

图 2-30　手杖

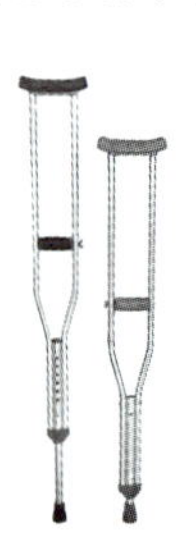

图 2-31　腋杖

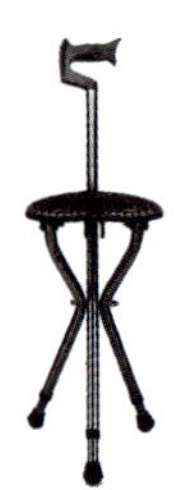

图 2-32　带座手杖

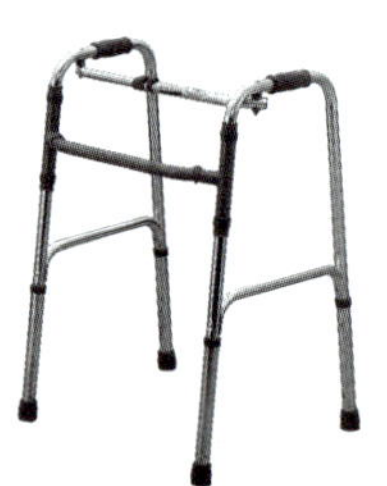

图 2-33　框架式助行器

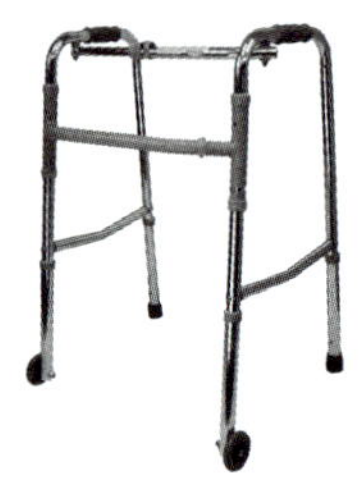

图 2-34　轮式助行器

一般来说，手杖适用于偏瘫老年人或单侧下肢瘫痪的老年人，前臂支撑拐和腋杖适用于截瘫老年人。双臂操作助行器适用于上肢功能完好，但下肢承重能力较差的老年人。此外，双臂操作助行器的支撑面积大，更稳定，但行进速度缓慢，多用于室内。护理员在训练前应仔细评估老年人的肌力状况，以便于为老年人选择合适的助行器。

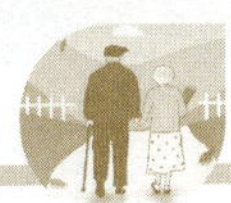

二、使用助行器进行步行训练

（一）使用手杖进行步行训练

1．准备工作

准备手杖 1 根，采用七步洗手法洗净双手，并佩戴口罩和手套。

2．训练前沟通

简单介绍自己并核对床号和姓名，告知老年人要进行的康复训练项目及作用，并询问老年人是否要在训练前如厕。

沟通示例

马爷爷您好，我是您的护理员小李，可以告诉我您的床号和姓名吗？我们今天要练习的是使用手杖步行，正好今天天气不错，我陪着您去外面走走吧。您需要在训练前如厕吗？那我们现在开始吧。

3．身体素质评估

评估老年人四肢的活动能力，判断老年人的身体素质是否适合使用手杖进行步行训练。

4．平地步行训练

（1）两点步态法

① 帮助老年人调节手杖高度。若老年人在手持手杖时，手肘弯曲的角度约为 150°，则表明手杖的高度适宜。

② 指导老年人用健侧手握住手杖，在向前移动手杖的同时迈出患侧下肢，随后使健侧下肢跟上，如图 2-35 所示。

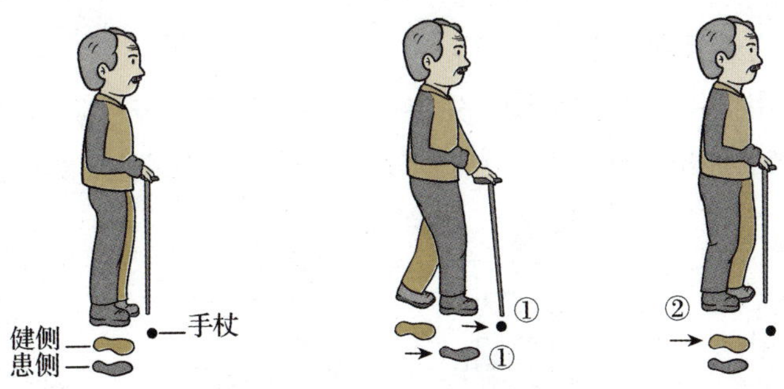

图 2-35　两点步态法

（2）三点步态法

① 帮助老年人调节手杖高度。

② 指导老年人用健侧手握住手杖，先将手杖向前移动一小步，紧接着迈出患侧下肢，最后使健侧下肢跟上，如图 2-36 所示。

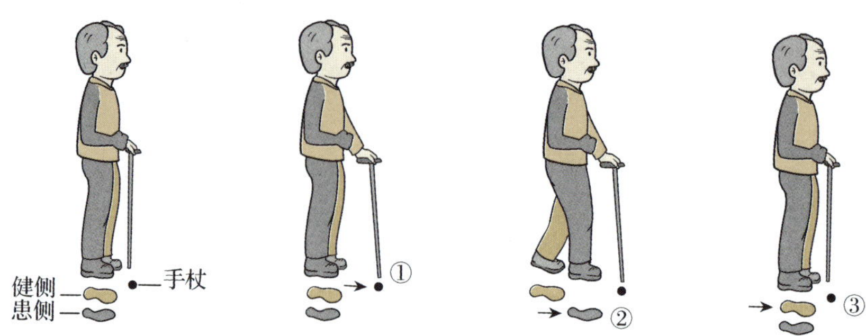

图 2-36　三点步态法

5. 上下楼梯训练

（1）上楼梯训练

① 帮助老年人调节手杖高度。

② 指导老年人用健侧手握住手杖，先将手杖向上移动一级台阶，然后抬起健侧下肢，向上迈一级台阶，最后抬起患侧下肢，也向上迈一级台阶，如图 2-37 所示。

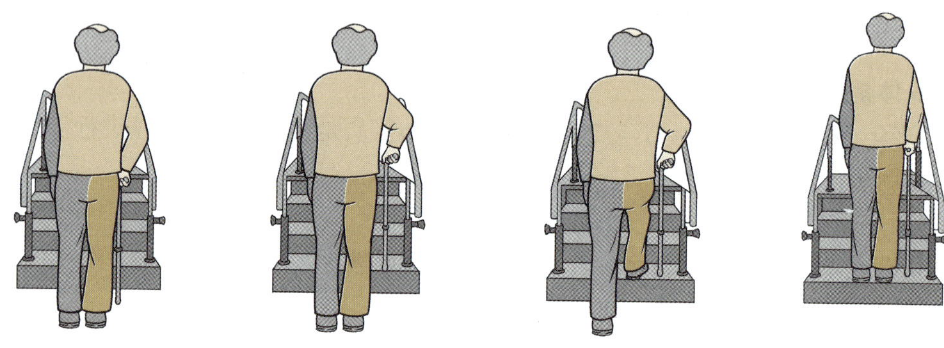

图 2-37　上楼梯训练

（2）下楼梯训练

① 帮助老年人调节手杖高度。

② 指导老年人用健侧手握住手杖，先将手杖向下移动一级台阶，然后伸出患侧下肢，向下迈一级台阶，最后伸出健侧下肢，也向下迈一级台阶，如图 2-38 所示。

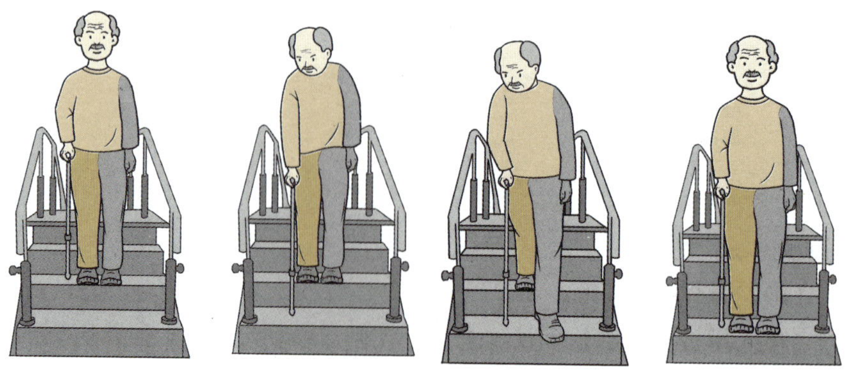

图 2-38　下楼梯训练

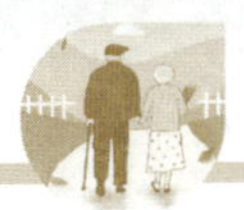

小贴士

护理员应提醒老年人在进行步行训练时不要穿拖鞋或凉鞋，而应选择舒适、稳定性良好的鞋子，以防跌倒。

6．训练后沟通

训练结束后，护理员应询问老年人是否疲累，并扶老年人回房休息。

7．训练后其他事项

将手杖放回原处，并清洗双手。记录老年人的训练情况（如使用手杖的过程中有无突发情况、训练结束后是否有不适感等）和下一次训练的时间。

（二）使用框架式助行器进行步行训练

1．准备工作

准备框架式助行器 1 个，采用七步洗手法洗净双手，并佩戴口罩和手套。

2．训练前沟通

简单介绍自己并核对床号和姓名，告知老年人要进行的康复训练项目及作用，以取得老年人的配合。

3．身体素质评估

评估老年人的四肢活动能力，判断老年人的身体素质是否适合使用框架式助行器进行步行训练。

使用固定框架式助行器进行步行训练——三点步态法

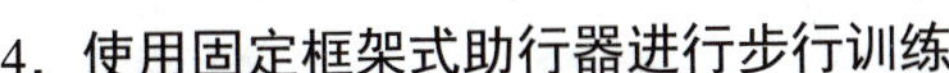

4．使用固定框架式助行器进行步行训练

（1）三点步态法

① 帮助老年人调节助行器的高度。若老年人在握持助行器时，手肘弯曲的角度约为 150°，则表明助行器的高度适宜。

② 指导老年人先用双手将助行器抬起，并向前移动一步，然后抬起患侧下肢，向前迈一步，最后使健侧下肢跟上，如图 2-39 所示。

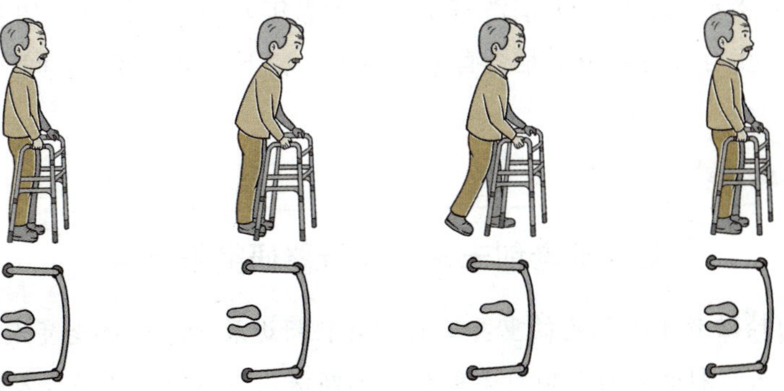

图 2-39　三点步态法

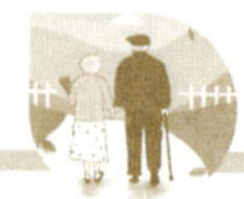

（2）四点步态法

① 帮助老年人调节助行器的高度。

② 指导老年人先用双手将助行器抬起，向前移动一步，然后抬起患侧下肢，向前迈一步，随后将助行器再向前移动一步，最后抬起健侧下肢，向前迈一步。

③ 重复上述动作向前行走。

5．使用差动框架式助行器进行步行训练

差动框架式助行器是在普通框架式助行器的基础上装备铰链的助行器，这种结构的优势在于老年人能够扶着助行器两侧交替前进，不需要将其抬起，使用起来更加灵活、省力。

指导老年人使用差动框架式助行器进行步行训练的方法如下：

（1）帮助老年人调节助行器的高度。

（2）指导老年人将健侧助行器向前方移动一步，并抬起患侧下肢，向前迈一步。

（3）指导老年人将患侧助行器向前方移动一步，并抬起健侧下肢，向前迈一步，然后继续将健侧助行器向前方移动一步，并重复上述动作向前行走，如图 2-40 所示。

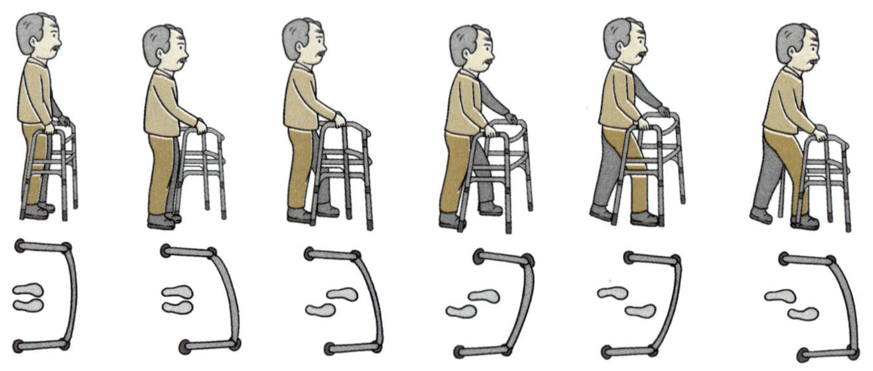

图 2-40 使用差动框架式助行器进行步行训练

6．训练后沟通

训练结束后，护理员应询问老年人是否疲累，并鼓励和表扬老年人。

7．训练后其他事项

将框架式助行器放回原处，并清洗双手。记录老年人的训练情况（如老年人更适合用哪种方法进行训练、步行训练结束后是否有不适感等）和下一次训练的时间。

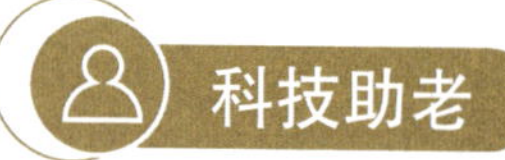

科技助老

智慧养老创未来，助行器研究展新篇

助行器作为辅助老年人行走的重要工具，其科研进展对于改善老年人的生活质量具有重要意义。近年来，科研人员对助行器的研究不断深入，取得了许多令人瞩目的成果。

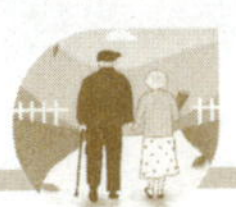

1. 智能手杖

智能手杖是一款辅助老年人行走的装置，它可以帮助老年人更加稳定、安全地行走。智能手杖采用了人性化的设计理念，以满足老年人的需求，让老年人感受到舒适和安全。

例如，智能手杖带有定位系统、传感器和安全系统，不仅可以让老年人知道他们当前的位置和返回目的地的路线，而且能够在检测到老年人跌倒时自动发出紧急呼叫。智能手杖通常与老年人的家人或社区医疗服务机构连接，以便在老年人发生意外时能及时得到救援。此外，智能手杖还配备了 LED 灯，可以在黑暗中为老年人提供光明。

2. 穿戴式智能助行机器人

穿戴式智能助行机器人拥有多种助行方式（如左偏瘫助行、右偏瘫助行等），还分为多个挡位进行动力输出，以满足不同老年人的助行需求。

穿戴式智能助行机器人适用于下肢行动障碍的老年人进行站立或步行训练。在步行训练时，穿戴式智能助行机器人可以减轻老年人下肢的承重，并可以设定步行速度，提高老年人步行的安全性。

除上述智能助行器外，科研人员还研发出了很多人性化、智能化、可辅助老年人行走的器具。随着科技的进步，智能助行器在未来还会有更多的可能，以帮助老年人更好地生活。

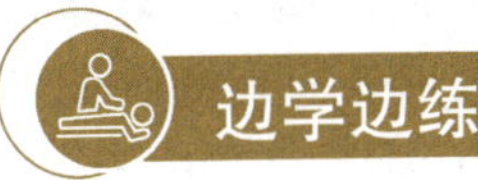

指导段奶奶使用助行器进行步行训练

【背景材料】

段奶奶，71 岁，患有腰椎间盘突出症。段奶奶上肢活动能力良好，但由于坐骨神经受到压迫，段奶奶经常感觉到右侧下肢发麻，影响日常行走。

【练习流程】

（1）两人一组，选择合适的助行器，并分别扮演段奶奶与护理员，使用助行器进行步行训练。

（2）交换角色。交换角色时，可假设“段奶奶”左侧下肢不灵活，从而全面地进行练习。

（3）小组成员在训练结束后交流：对方在扮演护理员时是否存在问题，如是否有帮助老年人选择合适的助行器、是否有向老年人解释清楚助行器的使用方法、是否在老年人的患侧保护老年人的安全等。

任务四　平衡与协调功能训练

情景导入

谭爷爷，70岁，一年半前患脑梗死，留下了右侧肢体活动不便的后遗症。谭爷爷经常感觉右侧肢体不受控制，走路不稳，肢体不协调。随后的一年时间内，谭爷爷采用了针灸、按摩等方法，但都见效甚微，因此谭爷爷一直郁郁寡欢。医生建议谭爷爷在平时多进行平衡与协调功能训练，以改善走路不稳、肢体不协调的症状。

思考：

（1）平衡与协调功能训练的作用有哪些？

（2）护理员应如何帮助谭爷爷进行平衡与协调功能训练？

一、平衡与协调功能训练的作用

平衡与协调功能训练的作用主要体现在以下几个方面：首先，随着年龄的增长，老年人身体的平衡感会逐渐下降，指导他们进行平衡与协调功能训练，可以帮助他们增强身体的平衡感，降低跌倒的风险。其次，平衡与协调功能训练可以改善老年人的协调能力，提高手、眼、脚的配合能力，使他们在完成日常生活中的动作时更加流畅和准确。最后，平衡与协调功能训练需要大脑的积极参与，这种锻炼方式可以促进老年人脑部的血液循环，提高其认知能力。

然而，值得注意的是，骨折，关节脱位未愈合，或肌力、肌张力异常而不能维持特定级别平衡的老年人不宜进行平衡与协调功能训练。

二、桥式运动训练

桥式运动因动作像拱桥而得名，分为单桥运动和双桥运动。桥式运动训练有利于提高老年人身体的平衡性和灵活度，从而降低跌倒的风险。

（一）桥式运动训练的流程

1．准备工作

采用七步洗手法洗净双手，并佩戴口罩和手套。

2．训练前沟通

简单介绍自己并核对床号和姓名，询问老年人近日身体状况，告知老年人要进行的康复训练项目及作用。

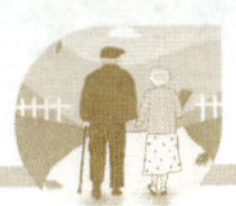

沟通示例

谭爷爷您好，我是您的护理员小李，可以告诉我您的床号和姓名吗？您这些天胃口怎么样呢？如厕情况还规律吗？根据您的康复训练计划，今天我们要进行的是桥式运动训练，这个训练可以增强您下肢的协调能力。一会儿我会向您详细解说每个动作，您可以配合我一下吗？那我们现在开始，好吗？

3．身体素质评估

查看老年人上肢抬起的情况、手肘弯曲的情况、膝盖弯曲的情况及皮肤破损的情况等。

4．双桥运动

（1）将老年人头部下的枕头撤走，指导老年人平躺在床上，双手平放在身体两侧或双手抱胸。

（2）指导老年人屈膝，使足部尽可能地靠近臀部，并指导老年人将双脚分开，与肩同宽。

（3）指导老年人抬起臀部，保持上半身与大腿呈一条直线，并坚持5秒，如图2-41所示。

桥式运动训练

（4）指导老年人放下臀部，并适当休息。

（5）以5次双桥运动为1组，指导老年人进行2组训练，也可根据老年人的身体状况适当调整训练组数。

5．单桥运动

（1）指导老年人平躺在床上，双手平放在身体两侧或双手抱胸。

（2）指导老年人将一侧膝盖屈曲，同时抬起臀部和另一侧下肢，使两侧膝盖尽量保持在同一水平线上，如图2-42所示。

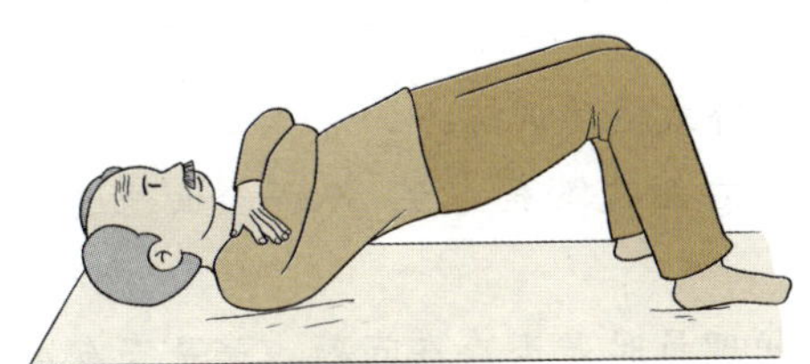

图2-41　双桥运动

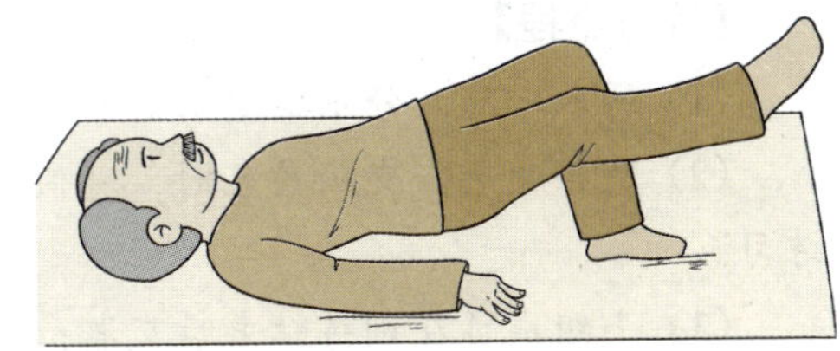

图2-42　单桥运动

（3）指导老年人保持5秒后，放下臀部和抬起的下肢。

（4）以5次单桥运动为一组，指导老年人每侧分别进行2组训练。

6．训练后沟通

训练结束后，护理员应询问老年人双腿是否疲累，帮助老年人按摩放松，并告知老年人日常生活中需注意的事项。

沟通示例

谭爷爷，我们今天的桥式运动训练结束啦，您的腿肯定感觉酸酸的吧，我帮您按摩一下。您平时在生活中要注意饮食规律，别吃生冷辛辣的食物，还要注意早睡早起哦，相信您很快就能康复了。

7．训练后其他事项

清洗双手，记录老年人训练的情况（如能接受的桥式运动的组数、训练结束后身体是否有不适感等）和下一次训练的时间。

（二）桥式运动训练的注意事项

（1）指导单侧肢体不灵活的老年人进行单桥运动训练时，应先指导其将患侧下肢屈曲，抬起健侧下肢并伸展。待老年人患侧肢体恢复到一定的灵活程度后，可指导其交替完成两侧下肢的动作。

（2）当老年人抬起臀部时，应提醒老年人注意避免脖子承受太大的重力。

（3）在训练过程中，应提醒老年人收紧腹部，并夹紧臀部。

（4）应提醒老年人注意避免腰椎过于伸展而向上弯曲，以免腰椎承受过大的压力，影响训练效果。

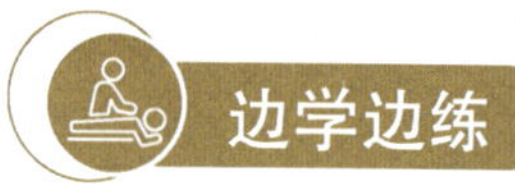

指导王奶奶进行桥式运动训练

【背景材料】

王奶奶，69 岁，一年前脑出血导致左侧肢体不灵活。

【练习流程】

（1）两人一组，分别扮演王奶奶与护理员，进行桥式运动训练。

（2）交换角色。交换角色时，可假设“王奶奶”右侧肢体不灵活，从而全面地进行练习。

（3）小组成员在训练结束后交流：对方在扮演护理员时是否存在问题，如是否有在训练过程中提醒老年人收紧腹部、对于动作的讲解是否正确等。

三、坐位和站位的平衡与协调功能训练

（一）坐位和站位的平衡与协调功能训练的流程

1．准备工作

采用七步洗手法洗净双手，并佩戴口罩和手套。

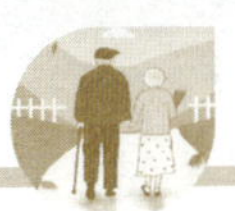

2．训练前沟通

简单介绍自己并核对床号和姓名，向老年人介绍本次训练的项目，并询问老年人是否休息充分，是否可以开始训练。

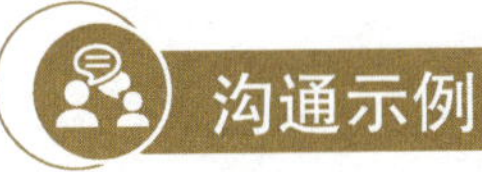

谭爷爷您好，我是您的护理员小李，可以告诉我您的床号和姓名吗？根据康复师的建议，我们今天要进行的是坐位和站位的平衡与协调功能训练，一会儿需要您跟我一起做几组动作，经过训练以后，您可以更好地控制身体的平衡。训练过程中我也会一直在旁边保护您，并监测您的心率、血氧、血压等指标。您最近休息得还好吗？我们现在开始吧。

3．身体素质评估

查看老年人的手脚活动情况，评估其是否可以进行坐位和站位的平衡与协调功能训练。

4．坐位平衡与协调功能训练

（1）坐位静态平衡训练

指导老年人端坐在床边，将双脚平放在地上。护理员可先站在老年人身体一侧，辅助老年人保持静态平衡，随后慢慢减小助力，使老年人可以独立保持坐位静态平衡。

（2）坐位动态平衡训练

若老年人坐位静态平衡训练完成得较好，护理员可指导老年人进行坐位动态平衡训练。

① 左右摆动身体训练：指导老年人双手抱胸，将身体向一侧倾斜，倾斜到最大限度后保持1～2秒回正，然后以同样方法向另一侧倾斜并回正；以10次左右摆动身体为一组，进行2～3组训练。

② 左右旋转躯干训练：指导老年人双手抱胸，将身体向一侧后方旋转，旋转至最大限度后保持1～2秒回正，然后以同样方法向另一侧旋转并回正；以10次左右旋转躯干为一组，进行2～3组训练。

③ 触碰物品训练：护理员手持物品站在老年人前方，指导老年人倾斜身体，并用手触碰该物品。护理员可依次将物品放在老年人身前的各个方位，以帮助老年人更全面地进行训练。

5．站位平衡与协调功能训练

若老年人坐位平衡训练完成得较好，并且具备一定的站立能力，护理员可指导其进行站位平衡与协调功能训练。

（1）站位静态平衡训练

指导老年人站立在地面上，将双脚分开，与肩同宽。护理员可先站在老年人身体一侧，辅助老年人保持静态平衡，随后慢慢减小助力，使老年人可以独立站立并保持平衡。

（2）站位摆动身体训练

① 指导老年人取站位，将双脚分开，与肩同宽，双手自然下垂。

② 指导老年人将身体向左右两侧和前后方摆动（见图2-43），摆动到最大限度后保持1～2秒再回正。

③ 指导老年人以 10 次左右（或前后）摆动身体为一组，进行 2～3 组训练。

（3）单脚站立训练

① 指导老年人双手叉腰，抬起一侧下肢（见图 2-44），并使大腿尽可能与地面平行。

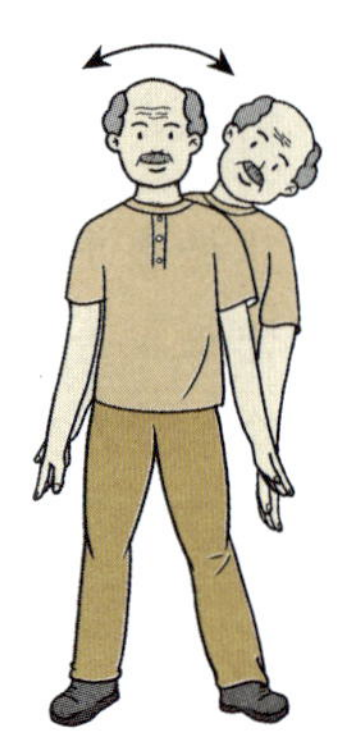

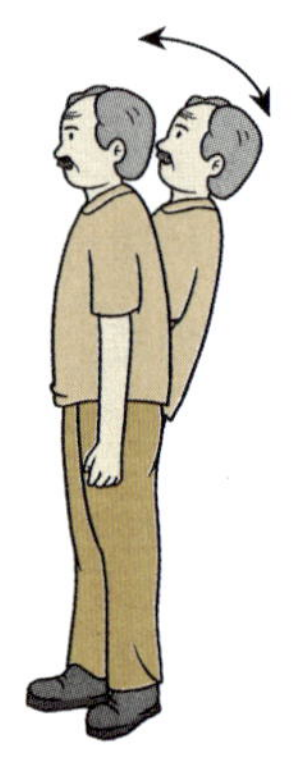

图 2-43　摆动身体

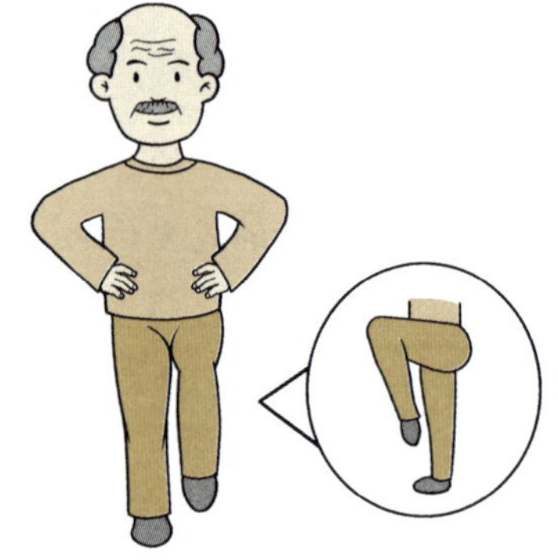

图 2-44　抬起一侧下肢

② 指导老年人单脚站立，并尽可能保持较长的时间。在此过程中，护理员可指导老年人闭上双眼，以更好地保持身体平衡。对于平衡能力较差的老年人来说，若保持单脚站立较为困难，可让老年人手扶椅背进行训练，待平衡能力得到一定程度的恢复后再移开椅子。

③ 一侧训练结束后，应让老年人休息片刻，再进行另一侧的训练。

6. 训练后沟通

训练结束后，护理员应询问老年人训练后的感受，并对老年人进行鼓励和表扬。

沟通示例

谭爷爷，我们今天的坐位和站位的平衡与协调功能训练结束啦，这么难的动作您都学会了，您真厉害。训练过程中您身体的各项指标都在正常范围内。您现在感觉累不累？是否有其他的不适症状呢？那您好好休息，我下次再来看您。

7. 训练后其他事项

清洗双手，记录老年人训练的情况（如训练过程中身体的各项指标、训练结束后身体是否有不适感）和下一次训练的时间。

（二）坐位和站位的平衡与协调功能训练的注意事项

（1）在指导老年人进行坐位平衡与协调功能训练时，护理员应站在老年人身体一侧，随时保护老年人的安全。在老年人摆动身体时，护理员可将双手放在老年人摆动身体范围的边界处，为老年人提供安全保障。

（2）在训练过程中，护理员可在老年人面前放置一面姿势镜，使老年人可以及时矫正错误姿势。

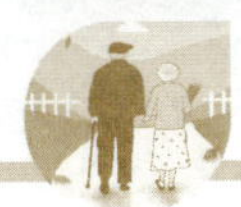

（3）护理员应选择摩擦力较大的地面来指导老年人进行站位平衡与协调功能训练，也可为老年人穿上防滑鞋，以避免老年人在训练过程中跌倒。

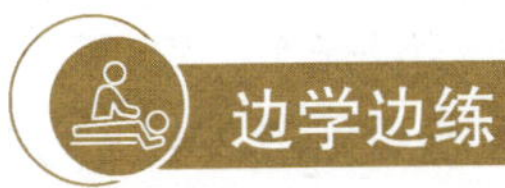

边学边练

指导陈爷爷进行坐位和站位的平衡与协调功能训练

【背景材料】

陈爷爷，71 岁，患有帕金森病，在日常生活中会出现肌肉强直、运动迟缓、平衡能力下降等问题。

【练习流程】

（1）两人一组，分别扮演陈爷爷与护理员，进行坐位和站位的平衡与协调功能训练，并在一组训练完成之后交换角色。

（2）小组成员在训练结束后交流：对方在扮演护理员时是否存在问题，如训练过程中是否有在老年人身体一侧给予保护、在训练结束后是否有鼓励和表扬老年人等。

四、巴氏球训练

（一）巴氏球训练的流程

1．准备工作

准备巴氏球 1 个，检查巴氏球是否完好，采用七步洗手法洗净双手，并佩戴口罩和手套。

2．训练前沟通

简单介绍自己并核对床号和姓名，向老年人介绍本次训练的项目及作用，以取得老年人的配合。

3．身体素质评估

仔细评估老年人的身体素质，判断其是否适合进行巴氏球训练。

4．坐位举球训练

（1）指导老年人坐在巴氏球上，将双脚分开，与肩同宽。

（2）指导老年人将双手平举，在老年人双臂上放置一个小球，提醒老年人注意保持身体平衡，并确保小球不会掉落，如图 2-45 所示。

（3）指导老年人保持这一姿势 1～2 分钟，休息片刻后重复该动作，共进行 3～5 次。

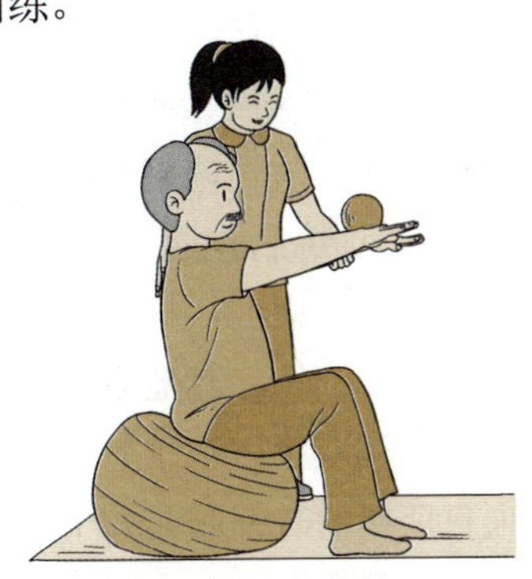

图 2-45　坐位举球

5．坐位上举手训练

（1）指导老年人坐在巴氏球上，将双脚分开，与肩同宽。

（2）指导老年人将双手上举并合十（见图 2-46），保持背部和腰部挺直，收紧腹部，目视前方。

(3) 指导老年人保持这一姿势 1～2 分钟，休息片刻后重复该动作，共进行 3～5 次。

6．拍打巴氏球训练

(1) 指导老年人取站立位，将双手交叉并握拳。

(2) 在老年人的前方放置一个巴氏球，指导老年人用双手拍打巴氏球（见图 2-47），并在拍打过程中保持身体平衡。

(3) 指导老年人以 10 次拍打巴氏球动作为一组，进行 2～3 组训练。

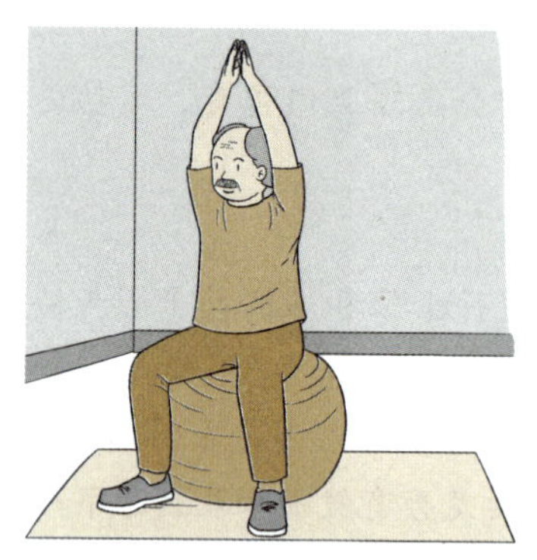

图 2-46　双手上举并合十

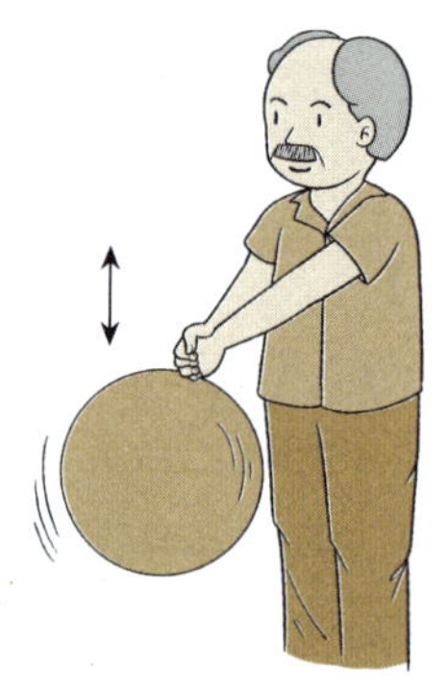

图 2-47　拍打巴氏球

7．巴氏球桥式运动

(1) 指导老年人仰卧在垫子上，并将双脚搭在巴氏球上。若老年人下肢活动不便，护理员可协助其完成这一动作。

(2) 指导老年人采用双桥运动的方法完成巴氏球桥式运动。

(3) 以 5 次巴氏球桥式运动为 1 组，指导老年人进行 2 组训练。护理员可根据老年人的身体状况适当调整训练组数。

8．坐位体侧伸展训练

(1) 指导老年人坐在巴氏球上，将双脚分开，与肩同宽。

(2) 指导老年人右侧手叉腰，左侧手向上伸直，并带动整个上半身向右侧伸展，随后交换两只手的动作，向左侧伸展。在此过程中，护理员应提醒老年人尽量保持身体平衡。

(3) 以 5 次左右体侧伸展动作为 1 组，指导老年人进行 2 组训练。护理员可根据老年人的身体状况适当调整训练组数。

9．训练后沟通

训练结束后，护理员应询问老年人训练后的感受，并扶老年人回房休息。

10．训练后其他事项

清洗双手，记录老年人训练的情况（如老年人是否习惯使用巴氏球进行训练、每个训练项目所用的时间等）和下一次训练的时间。

（二）巴氏球训练的注意事项

(1) 巴氏球是一种比较灵活的器材，如果使用不当，可能会造成意外伤害。因此，护理

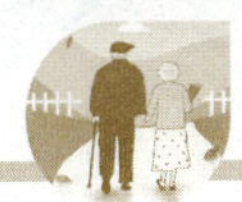

员在指导老年人使用巴氏球进行康复训练时，一定要确保老年人在使用过程中不会受伤。例如，应该将巴氏球放置在平坦的地面上；在老年人训练过程中，应随时在一旁保护；等等。

（2）护理员应该定期检查巴氏球的气压是否适当，确保其在老年人进行训练时能够提供足够的支撑和适当的阻力。

指导黄奶奶进行巴氏球训练

【背景材料】

黄奶奶，69 岁，患有膝关节炎，经常会出现膝关节不稳、肌肉无力和活动受限等症状。

【练习流程】

（1）两人一组，分别扮演黄奶奶与护理员，进行巴氏球训练，并在一组训练完成之后交换角色。

（2）小组成员在训练结束后交流：对方在扮演护理员时是否存在问题，如在训练前是否有检查巴氏球的气压、对于动作的讲解是否正确等。

任务五　脑卒中康复训练

情景导入

张奶奶，69 岁，三个月前因脑卒中瘫痪在床，由家人照顾。夏季来临后，儿女特意将张奶奶移至凉爽的竹板床解暑。一个月前，张奶奶的女儿突然发现母亲后腰中间接近臀部的位置有一块约硬币大小的红斑，并出现了脱皮的现象。张奶奶的女儿以为是夏季天气太炎热导致的，于是给母亲抹上了爽身粉。过了几天，红斑不但没有好转，反而越长越大，甚至皮肤开始溃烂。随后，尽管家人精心护理，张奶奶的伤口仍在不到一个月的时间内迅速恶化，周围还伴有白色坏死组织，且发出难闻的味道。

经医生检查，张奶奶的伤口为褥疮，这是由张奶奶长期睡较硬的竹板床，骶尾部皮肤受压缺血导致的。张奶奶的儿女将其转入康复中心，康复师建议张奶奶尽快进行良肢位摆放训练和康复操训练。

思考：

（1）良肢位摆放训练和康复操训练对脑卒中老年人分别有哪些作用？

（2）护理员应该如何帮助张奶奶进行良肢位摆放训练和康复操训练？

一、良肢位摆放训练

良肢位是指为防止或对抗痉挛模式的出现，保护脑卒中患者的肩、肘、手、髋、膝、踝等关节，以及早期诱发分离运动而设计的一种治疗性体位。

在脑卒中病发初期，老年人的大部分时间是在床上度过的，长时间卧床不利于老年人身体的康复。因此，护理员应及早指导脑卒中老年人进行良肢位摆放训练。具体来说，良肢位摆放训练对脑卒中老年人有以下作用：

关注脑卒中，做好积极预防

（1）能够修复老年人受损的运动神经元，促进运动功能的恢复。

（2）能够促进老年人患侧肢体的血液循环，缓解患侧肢体痉挛。

（3）能够减少肌肉萎缩、血栓、褥疮、肩关节脱位、足下翻等并发症的出现。

脑卒中老年人良肢位包括患侧卧位、仰卧位、健侧卧位、床上坐位和直背椅（轮椅）坐位。

（一）患侧卧位摆放训练

患侧卧位是良肢位中最重要的体位，也是一种对脑卒中老年人来说较为舒适的体位。患侧卧位可以使老年人的患侧伸展，进而减轻患侧肢体痉挛。同时，老年人取患侧卧位时，可以自由地活动健侧手。以下为指导老年人进行患侧卧位摆放训练的具体流程。

1．准备工作

准备枕头 2 个（应选用体积大且柔软的枕头）、三角垫 1 个，采用七步洗手法洗净双手，并佩戴口罩和手套。

2．训练前沟通

简单介绍自己并核对床号和姓名，向老年人说明本次康复训练的项目及作用，并询问室内温度和湿度是否合适。

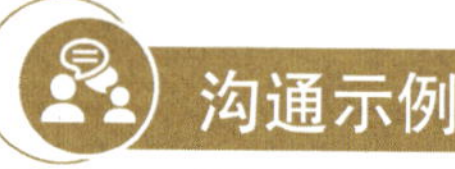

张奶奶您好，我是您的护理员小李，可以告诉我您的床号和姓名吗？您已经以这个姿势在床上躺了两个小时了，需要换一个姿势休息。一会儿我会协助您将身体转向患侧，这样可以使您感觉更舒服，也能更好地促进您身体的康复。您觉得现在室内的温度和湿度是否合适呢？那我们现在开始，好吗？

3．身体素质评估

查看老年人手脚的活动情况（如健侧上肢抬起、患侧上肢平移、患侧手肘屈曲、健侧下肢抬起、患侧下肢屈曲等情况），确认老年人上肢和下肢的皮肤是否完好。

4. 摆放良肢位

（1）指导老年人将身体翻转至患侧。

（2）按以下步骤帮助老年人进行患侧卧位（见图 2-48）摆放：

① 将老年人的头部移至枕头中间，并使老年人头部稍高于胸部。

② 检查老年人后背的皮肤是否完好，并将三角垫放置在老年人背后，指导老年人靠在三角垫上。

③ 指导老年人将健侧上肢放置在身体上方或三角垫上。

④ 协助老年人将患侧上肢和肩胛骨充分前伸，使患侧上肢与躯干的角度不小于 90°。协助老年人将患侧手掌向上，并在老年人患侧上肢的下方放置一个枕头。

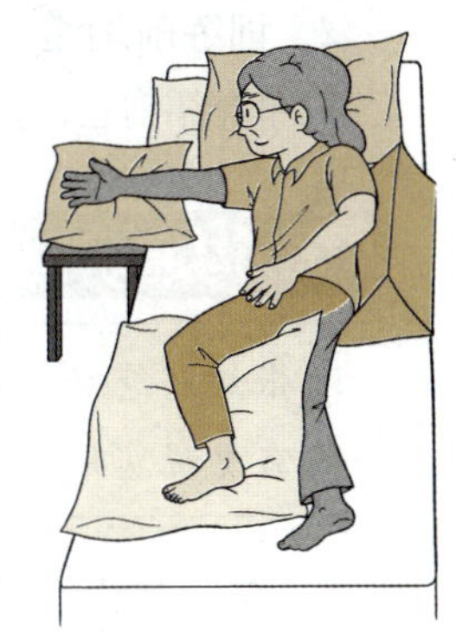

图 2-48　患侧卧位

⑤ 使老年人的下肢呈迈步状，并在健侧下肢的下方放置一个枕头。使老年人患侧下肢微微弯曲，脚尖朝前绷直。

（3）帮助老年人盖好被子。

5. 训练后沟通

告知老年人本次良肢位摆放训练已结束，询问老年人目前的姿势是否舒适，并告知老年人下一次良肢位摆放训练的时间。

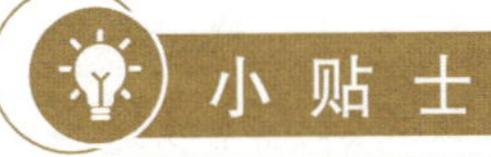

沟通示例

张奶奶，我已经帮助您将身体转向患侧，您觉得现在的姿势是否舒适呢？如果您觉得身体有任何不舒服，一定要告诉我。那您休息一会儿，两个小时以后我会再来帮助您转换体位。

6. 训练后其他事项

清洗双手，并记录老年人的训练情况（如皮肤完好情况、训练过程中身体是否有不适情况等）和下一次训练的时间。

小贴士

护理员必须定时为老年人转换体位（以两个小时翻身一次为宜）。若老年人的身体机能渐渐恢复，可自己在床上翻身和移动，间隔的时间可适当延长。

（二）仰卧位摆放训练

1. 准备工作

准备枕头 2 个（应选用体积大且柔软的枕头）、毛巾卷 1 个，采用七步洗手法洗净双手，并佩戴口罩和手套。

2．训练前沟通

简单介绍自己，向老年人说明本次康复训练的项目及作用，并询问老年人是否休息充分。

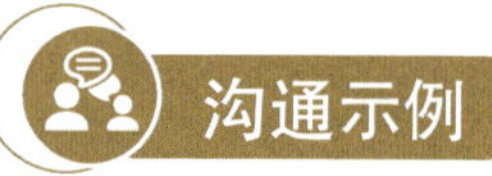

张奶奶您好，我是您的护理员小李。您已经以一个姿势在床上躺了两个小时了，我现在需要帮您将身体转换成仰卧位。您刚刚是否休息好了呢？那我们现在开始，好吗？

3．摆放良肢位

（1）护理员协助老年人取仰卧位。

（2）按以下步骤帮助老年人进行仰卧位（见图 2-49）摆放：

① 将老年人的头部移至枕头中间。

② 在老年人患侧上肢的下方放置一个枕头，并使患侧上肢伸展。在老年人患侧臀部和大腿的下方也放置一个枕头，以防止患侧下肢外旋。在老年人患侧膝下放置一个毛巾卷，使患侧膝关节微屈。

（3）帮助老年人盖好被子。

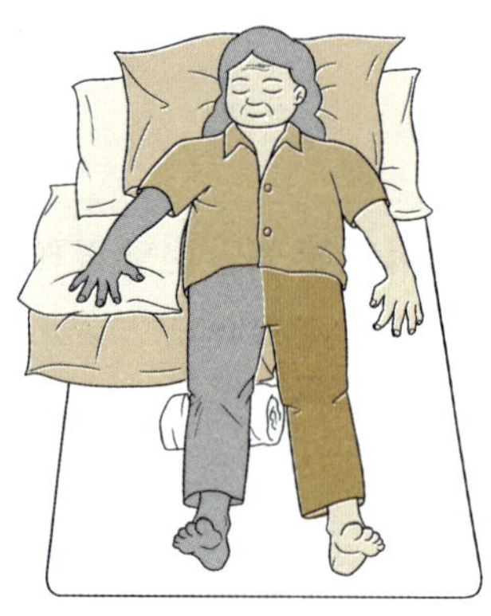

图 2-49　仰卧位

4．训练后沟通

告知老年人本次良肢位摆放训练已结束，询问老年人目前的姿势是否舒适，并告知老年人下一次良肢位摆放训练的时间。

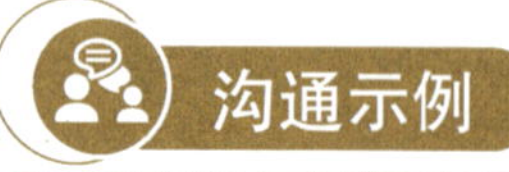

张奶奶，我已经帮助您转换成仰卧位，您觉得现在的姿势是否舒适呢？如果您觉得身体有任何不舒服，一定要告诉我。那您再休息一会儿，两个小时以后我会再来帮助您转换体位。

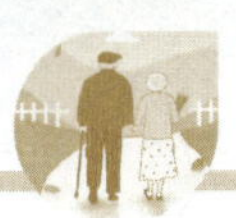

5．训练后其他事项

清洗双手，并记录老年人的训练情况（如皮肤完好情况、训练过程中身体是否有不适情况等）和下一次训练的时间。

（三）健侧卧位摆放训练

1．准备工作

准备枕头 2～4 个（应选用体积大且柔软的枕头）、三角垫 1 个，采用七步洗手法洗净双手，并佩戴口罩和手套。

2．训练前沟通

简单介绍自己，向老年人说明本次康复训练的项目及作用，并询问老年人是否休息充分。

3．摆放良肢位

（1）护理员指导老年人将身体翻转至健侧。

（2）按以下步骤帮助老年人进行健侧卧位（见图 2-50）摆放：

① 将老年人的头部移至枕头中间，使之略向患侧偏转。

② 在老年人身后放置一个三角垫，以支撑老年人的躯干。

③ 在老年人患侧上肢的下方放置一个枕头，使老年人患侧上肢充分前伸，与躯干成 90°夹角。

④ 指导老年人将健侧上肢摆放成舒适的姿势。

⑤ 使老年人的下肢呈迈步状，在患侧下肢的下方放置一个枕头，并使老年人患侧脚尖朝前绷直。

（3）帮助老年人盖好被子。

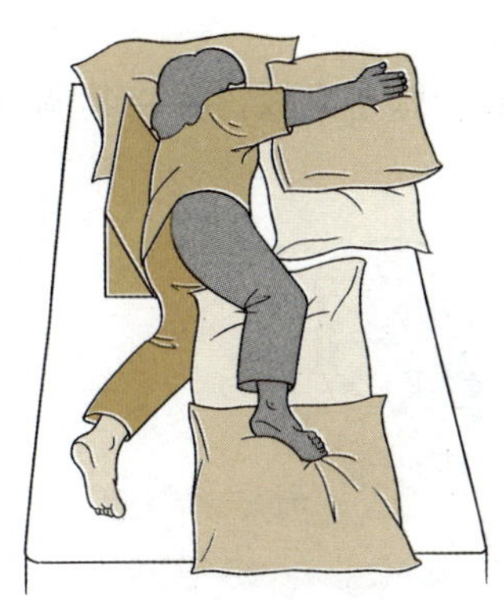

图 2-50　健侧卧位

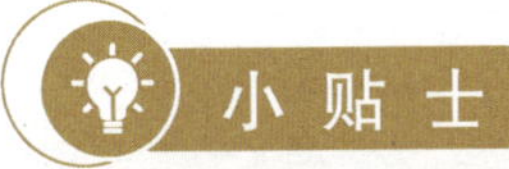

小贴士

护理员应使老年人的患侧下肢完全放置在枕头上，尤其应注意避免足部悬在枕头边缘。此外，护理员在帮助老年人摆放患侧上肢时，应注意不要让老年人耸肩。

4．训练后沟通

告知老年人本次良肢位摆放训练已结束，询问老年人目前的姿势是否舒适。

5．训练后其他事项

清洗双手，并记录老年人的训练情况（如皮肤完好情况、训练过程中身体是否有不适情况等）。

（四）床上坐位摆放训练

床上坐位摆放训练适用于在进食、饮水或其他情况下需采用床上坐位的脑卒中老年人。具体训练流程如下。

1．准备工作

准备枕头 2 个（应选用体积大且柔软的枕头）、小桌板 1 个，采用七步洗手法洗净双手，并佩戴口罩和手套。

2．训练前沟通

简单介绍自己并核对床号和姓名，向老年人说明本次康复训练的项目及作用，并询问室内温度和湿度是否合适。

3．身体素质评估

查看老年人手脚的活动情况（如健侧上肢抬起、患侧上肢平移、患侧手肘屈曲、健侧下肢抬起、患侧下肢屈曲等情况），确认老年人身体的皮肤是否完好，并在评估完成后帮助老年人按摩放松。

4．摆放良肢位

（1）调节床的靠背，协助老年人坐起，在老年人背后放置一个枕头，并提醒老年人尽量保持脊柱伸直。

（2）在老年人下肢的上方放置一张小桌板，并将其调节至适宜高度。老年人床上坐位姿势如图 2-51 所示。

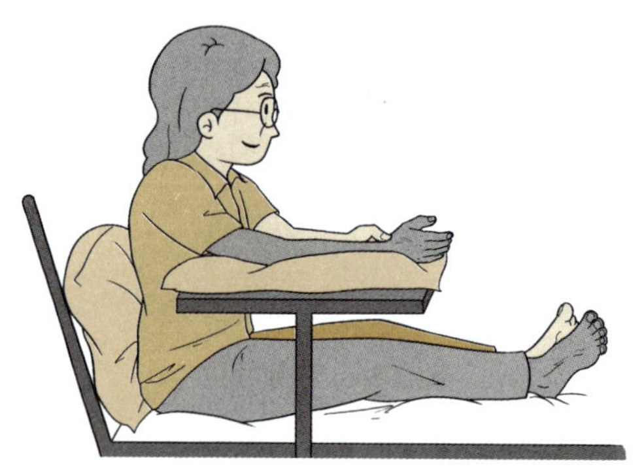

图 2-51　老年人床上坐位姿势

5．训练后沟通

告知老年人本次良肢位摆放训练已结束，询问老年人目前的姿势是否舒适。

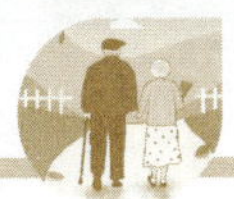

沟通示例

张奶奶，我已经帮助您转换成床上坐位了，您觉得这样坐着舒服吗？如果您觉得不舒服，一定要告诉我，那我协助您喝点水。床上坐位的姿势不能保持太久，一会儿您喝完水后稍微休息一下，然后我扶您躺下。

6．训练后其他事项

清洗双手，并记录老年人的训练情况（如皮肤完好情况、坐起时身体是否有不适感等）。

（五）直背椅（轮椅）坐位摆放训练

如果老年人的身体条件允许，护理员可将其转移到直背椅（轮椅）上，从而扩大其活动范围，提高其身体平衡能力。指导老年人进行直背椅（轮椅）坐位摆放训练的具体流程如下。

1．准备工作

准备枕头 2 个（应选用体积大且柔软的枕头）、直背椅或轮椅 1 把，采用七步洗手法洗净双手，并佩戴口罩和手套。

2．训练前沟通

简单介绍自己并核对床号和姓名，向老年人说明本次康复训练的项目及作用，以取得老年人的配合。

沟通示例

张奶奶您好，我是您的护理员小李，可以告诉我您的床号和姓名吗？我们今天要进行的是直背椅（轮椅）坐位摆放训练，一会儿我会协助您坐在直背椅（轮椅）上。您觉得现在室内的温度和湿度是否合适呢？那我们现在开始，好吗？

3．身体素质评估

评估老年人四肢的活动能力，确认老年人身体的皮肤是否完好，并在评估完成后帮助老年人按摩放松。

4．摆放良肢位

（1）协助老年人坐在直背椅上，如果老年人步行困难，可协助老年人坐在轮椅上。

（2）护理员应在直背椅（轮椅）前放置桌子，以防止老年人下滑。然后协助老年人将上肢放在桌子上，在老年人上肢的下方放置一个枕头，并指导老年人保持患侧上肢伸展。若取轮椅坐位，为了避免老年人躯干屈曲，护理员可在老年人背后放置枕头或木板，帮助老年人将背部挺直。老年人轮椅坐位姿势如图 2-52 所示。

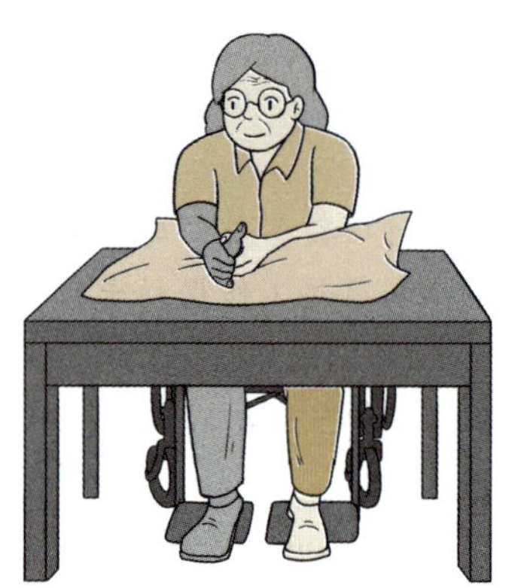
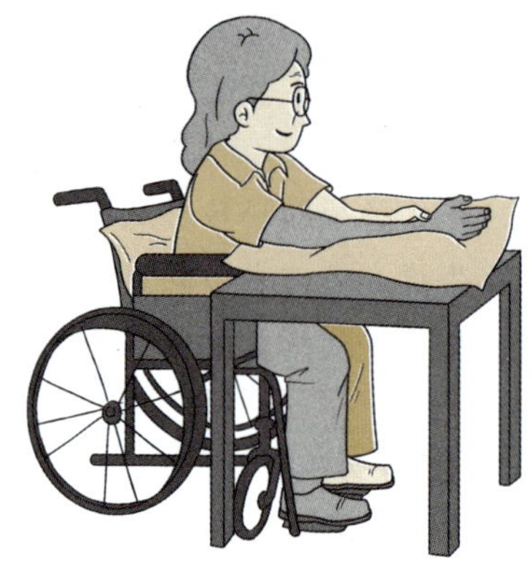

图 2-52　老年人轮椅坐位姿势

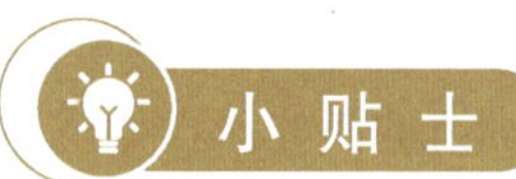

小贴士

脑卒中早期的老年人易疲劳，护理员应视情况协助老年人转移到床上休息。

5．训练后沟通

告知老年人本次良肢位摆放训练已结束，询问老年人目前的姿势是否舒适。

6．训练后其他事项

清洗双手，并记录老年人的训练情况（如皮肤完好情况、四肢活动能力、处于坐位时身体是否有不适感等）。

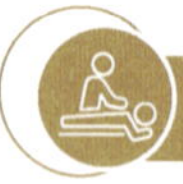

边学边练

指导王奶奶进行良肢位摆放训练

【背景材料】

王奶奶，71 岁，20 天前因缺血性脑卒中导致右侧肢体瘫痪，目前在××养老机构接受康复训练。

【练习流程】

（1）两人一组，分别扮演王奶奶与护理员，进行良肢位摆放训练。

（2）交换角色。交换角色时，可假设“王奶奶”左侧肢体瘫痪，从而全面地进行练习。

（3）小组成员在训练结束后交流：对方在扮演护理员时是否存在问题，如枕头的放置位置是否正确、老年人在良肢位摆放后是否感到舒适、是否有帮助老年人检查皮肤等。

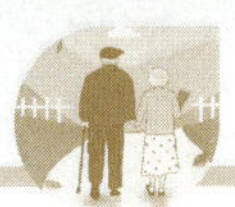

二、脑卒中康复操训练

（一）脑卒中康复操训练的作用

脑卒中康复操训练有助于老年人增加肌肉力量，提高关节的灵活性和协调性，增强身体的平衡感和稳定性。同时，脑卒中康复操训练能够促进血液循环，改善脑部的供血和供氧不足情况。此外，脑卒中康复操训练还可以预防一些并发症，如肺炎、静脉血栓等。

（二）脑卒中康复操训练的流程

1．准备工作

采用七步洗手法洗净双手，并佩戴口罩和手套。

2．训练前沟通

简单介绍自己并核对床号和姓名，向老年人介绍本次训练的项目及作用。

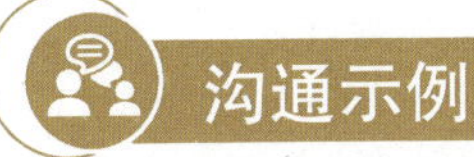

沟通示例

张奶奶您好，我是您的护理员小李，可以告诉我您的床号和姓名吗？根据康复师的建议，我们今天要进行脑卒中康复操训练。您现在处于脑卒中康复的黄金时期，只有及时地进行康复训练，才能获得最好的康复效果。那我们现在开始吧。

3．身体素质评估

脑卒中康复操分为初级脑卒中康复操、中级脑卒中康复操和高级脑卒中康复操，护理员应仔细评估老年人的身体素质，并根据老年人的恢复情况选择合适的训练方法。

小 贴 士

脑卒中老年人最容易出现的症状是偏瘫，偏瘫的康复周期可分为急性期（发病后1～2周）、恢复早期（发病后3～4周）、恢复中期（发病后4～12周）、恢复后期（发病后4～6个月）和后遗症期（发病后6个月～2年）。初级脑卒中康复操适用于急性期和恢复早期的老年人，中级脑卒中康复操适用于恢复中期和恢复后期的老年人，高级脑卒中康复操适用于后遗症期的老年人。

4．初级脑卒中康复操训练

（1）健侧手击拍

指导老年人取仰卧位或坐位，用健侧手托住患侧手肘，将患侧手臂带到胸前，并用健侧手掌从患侧肩膀开始沿着患侧手臂外侧拍打至手部，再从手部拍打至肩膀，重复动作20次。

（2）捏挤患侧手

指导老年人取仰卧位或坐位，用健侧手托住患侧手肘，将患侧手臂带到胸前，用健侧手的拇指和食指从患侧每根手指的远端捏挤至近端，并在手指根部捏挤 20 秒，每个手指捏挤 5 次。

（3）跷腿摆髋

指导老年人取仰卧位，将患侧下肢屈曲，并帮助老年人固定住患侧下肢。指导老年人将健侧下肢搭在患侧下肢上，并带动患侧下肢一起摆动髋部，重复动作 20 次。

（4）手足相触

指导老年人取仰卧位，将健侧下肢屈曲，并用健侧手去触碰健侧足部，触碰过程中应尽量使患侧身体得到充分伸展，重复动作 10 次。

（5）健足敲膝

指导老年人取仰卧位，用健侧足部从患侧下肢的膝盖处开始沿着小腿外侧敲击至足部，再从足部敲击至膝盖，重复动作 10 次。

5．中级脑卒中康复操训练

（1）抬肩上举

指导老年人取仰卧位，并将患侧上肢上举，使患侧上肢充分伸展。若老年人患侧上肢活动能力较差，可指导其将健侧手固定在患侧上肢的肘后；或指导其向上抬起健侧上肢，并用患侧上肢沿着健侧肩膀向肘部移动，重复 10 次。

（2）合掌夹肘

指导老年人取仰卧位或坐位，将双手合十，带到额前，然后做夹紧和放松肘部的动作，重复 10 次。

（3）左右摆髋

指导老年人取仰卧位，将两侧下肢屈曲并靠拢。指导老年人分别向左右两侧摆动髋部，重复 10 次。

（4）夹腿屈曲

指导老年人取仰卧位，双腿同时屈曲，并用双手抱住双膝向腹部靠拢，重复 10 次。若老年人完成这一动作有困难，则可指导其将患侧足部放在健侧足部上面来完成。

（5）抗阻伸肘

指导老年人取仰卧位或坐位，将健侧上肢置于胸前（掌心朝向自己），并将患侧上肢掌心与健侧掌心相对。指导老年人用健侧上肢给患侧上肢施加阻力，使患侧上肢向前推并充分伸展，重复 10 次。

6．高级脑卒中康复操训练

（1）手膝相拍

指导老年人取仰卧位，同时抬起一侧下肢和对侧上肢，用上肢去触碰下肢膝部，然后换另一侧下肢和对侧上肢，交替进行 20 次。

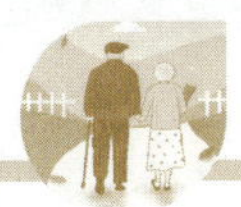

（2）下肢划圈

指导老年人取站位、坐位或仰卧位，双足紧贴床面或地面，两侧下肢交替做划圈动作，重复该动作 10 次。

（3）侧位踏踩

指导老年人取健侧卧位或坐位，将患侧下肢屈曲，做划圈踏踩自行车的动作，重复该动作 20 次。

（4）旋转屈伸

指导老年人取仰卧位，将患侧下肢屈曲，并将髋部向外旋，使患侧下肢外侧贴住床面，然后将髋部向内旋，回到支撑位，最后将患侧下肢放平，重复动作 20 次。

（5）床边摆腿

指导老年人取仰卧位，将患侧小腿置于床外并屈膝 90°，然后进行膝屈伸的小腿摆动活动，重复 20 次。

7．训练后沟通

告知老年人本次的训练已经结束，询问老年人训练后的身体感受，并表扬和鼓励老年人。

沟通示例

张奶奶，我们今天的脑卒中康复操训练结束啦。您的胳膊和腿部是不是有点酸酸的？我给您按摩一下。您完成得特别好，每个动作都很标准，真厉害。相信您一定会康复的，那我不打扰您休息了。

8．训练后其他事项

清洗双手，记录老年人训练的情况（如老年人适合的康复操级别、训练过程中有无异常情况等）和下一次训练的时间。

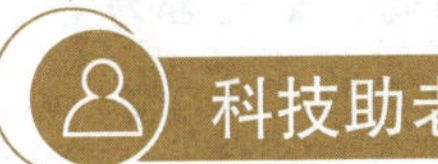

科技助老

脑卒中康复机器人的温情亮相

2025 年 9 月 14 日，一款可以为脑卒中患者提供帮助的机器人在第七届科技创新大赛（机器人医疗应用场景）决赛上亮相，并获得三等奖。通过该款机器人的亮相，研发团队向公众展示了具身智能（具有身体且能通过交互来执行任务的智能系统）如何真正“走进病房、贴近患者”，用科技力量守护脑卒中患者的康复之路。

在现实生活中，许多脑卒中患者虽然闯过了“生死关”，但仍面临肢体瘫痪、语言障碍等后遗症，康复之路漫长而艰辛。在传统诊疗模式下，医生难以对患者进行持续监测；护士护理任务繁重，人力资源紧张；患者焦虑无助，康复依从性低。

如今，该款机器人带来了智慧医疗的新解法。它可以通过高清摄像头和先进算法，捕捉患者的手臂动作、腿部动作、面部表情等，自动完成量表评估，推动康复进程实现客观化、标准化。它还是医生的“移动数据库”，可以整合血压、心率、活动轨迹等多维健康信息，显著提高诊疗效率。更令人称道的是，它还有一颗“温暖的心”——它搭载了专为脑卒中患者设计的“智能大脑”，能用通俗易懂的语言讲解病情、提醒用药、指导康复训练等，还能陪患者聊天、进行情绪安抚。“它说话温柔，患者可以重复询问问题，使用它的感觉就像是请了个全天候的‘私人护理员’。”一位正在康复的患者由衷称赞道。

目前，该款机器人已开始试运行。按照规划，未来它还将走进普通病房，并逐步融入家庭康复场景，协助构建起“医院—社区—居家”全周期健康管理链条。届时，脑卒中患者在家中就能获得专业指导，有效减轻家庭照护负担。

（资料来源：李子孝、王春娟、周宏宇，《“机器人同事”上岗 以创新破解脑血管病管理难题》，首都医科大学附属北京天坛医院网站，2025 年 9 月 15 日）

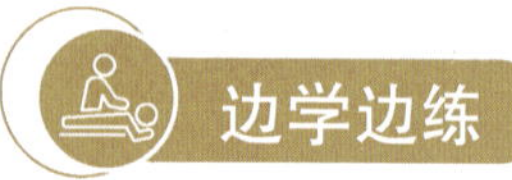

指导李爷爷进行脑卒中康复操训练

【背景材料】

李爷爷，72 岁，两年前患脑卒中导致右侧肢体瘫痪，目前已处于恢复期。

【练习流程】

（1）两人一组，分别扮演李爷爷与护理员，进行脑卒中康复操训练。

（2）交换角色。交换角色时，可假设“李爷爷”左侧肢体瘫痪，从而全面地进行练习。

（3）小组成员在训练结束后交流：对方在扮演护理员时是否存在问题，如是否为老年人选择了合适的脑卒中康复操进行训练、在老年人动作不标准时是否有及时纠正等。

学习成果自评

1．填空题

（1）对于偏瘫老年人来说，从________坐起的训练更能锻炼老年人患侧肢体的活动能力。

（2）肌力训练对老年人的作用有________、________、________。

（3）老年人使用手杖进行平地步行训练的方法包括________步态法和________步态法。

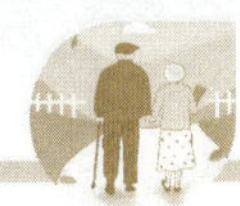

（4）__________因动作像拱桥而得名，分为单桥运动和双桥运动。

（5）护理员应该定期检查巴氏球的__________是否适当，确保其在老年人进行训练时能够提供足够的支撑和适当的阻力。

（6）________是良肢位中最重要的体位，也是一种对脑卒中老年人来说较为舒适的体位。

2. 选择题

（1）指导老年人进行卧位与床边坐位之间的转移训练时，应指导其依次用健侧（　　）的力量撑起身体并坐起。

A. 前臂、手腕、手掌和手肘　　B. 手肘、手腕、前臂和手掌

C. 手肘、前臂、手腕和手掌　　D. 前臂、手肘、手腕和手掌

（2）指导老年人进行提踵运动时，应告知老年人保持（　　）不动，（　　）向上抬。

A. 脚尖、脚后跟　　B. 脚后跟、脚尖

C. 脚腕、脚尖　　D. 脚腕、脚后跟

（3）一般来说，（　　）适用于偏瘫老年人或单侧下肢瘫痪的老年人。

A. 框架式助行器　　B. 手杖

C. 轮式助行器　　D. 腋杖

（4）护理员在指导老年人进行桥式运动训练时，应注意（　　）。

A. 指导单侧肢体不灵活的老年人进行单桥运动训练时，应先指导其将健侧下肢屈曲，抬起患侧下肢并伸展

B. 应提醒老年人将腰椎充分伸展并向上弯曲

C. 应提醒老年人放松腹部和臀部

D. 当老年人抬起臀部时，应提醒老年人避免脖子承受太大的重力

（5）下列关于指导老年人进行患侧卧位摆放训练的操作，正确的是（　　）。

A. 将三角垫放置在老年人背后，并指导老年人靠在三角垫上

B. 患侧上肢与躯干的角度小于 90°

C. 协助老年人将患侧手掌向下

D. 将老年人的头部移至枕头中间，并使老年人胸部稍高于头部

（6）在脑卒中康复操训练中，（　　）的训练方法是指导老年人取健侧卧位或坐位，将患侧下肢屈曲，做划圈踏踩自行车的动作。

A. 下肢划圈　　B. 旋转屈伸

C. 侧位踏踩　　D. 床边摆腿

3. 简答题

（1）请列举三种指导老年人进行上肢肌力训练的方法，并简述操作流程。

（2）请简述指导老年人使用手杖进行上下楼梯训练的操作流程。

（3）请列举三种指导老年人进行坐位动态平衡训练的方法，并简述操作流程。

学习成果评价

请进行学习成果评价，并将评价结果填入表 2-1 中。

表 2-1　学习成果评价表

班级		组号		日期	
姓名		学号		主讲教师	
项目名称	老年人基础运动能力康复训练				
评价项目	评价内容			分值	评分
理论知识 15%	肌力训练的作用			3	
	助行器的概念和分类			4	
	平衡与协调能力训练的作用			4	
	脑卒中康复操训练的作用			4	
实践技能 65%	能够正确指导老年人进行体位转换训练			8	
	能够正确指导老年人进行上肢肌力训练			7	
	能够正确指导老年人进行下肢肌力训练			7	
	能够正确指导老年人使用助行器进行步行训练			7	
	能够正确指导老年人进行桥式运动训练			7	
	能够正确指导老年人进行坐位和站位的平衡与协调功能训练			7	
	能够正确指导老年人进行巴氏球训练			6	
	能够正确指导脑卒中老年人进行良肢位摆放训练			8	
	能够正确指导脑卒中老年人进行康复操训练			8	
综合素养 20%	具备良好的学习态度，能积极参与教学活动，主动学习、思考、讨论			5	
	树立服务第一的理念，以满足老年人的实际需求为出发点，为老年人提供真诚、细致、周到的服务			5	
	积极弘扬尊老敬老的中华民族传统美德，勇于承担爱老助老的社会责任			5	
	增强对养老护理行业的信心，自觉投身养老护理行业，努力成长为有理想、有责任、有担当的“青春养老人”			5	
合计				100	
自我评价					
教师评价					

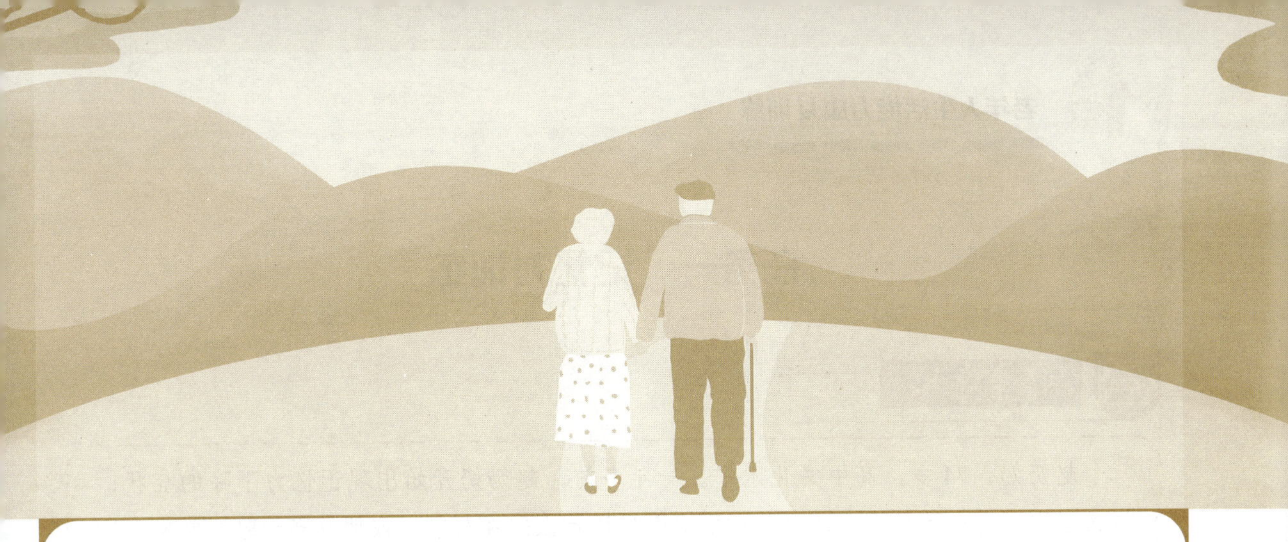

项目三 老年人认知障碍康复训练

项目引言

认知障碍是一类以获得性、持续性认知功能损害为核心，并导致患者日常生活和工作能力减退、可伴有精神行为异常的综合征。患有认知障碍的老年人会出现记忆力下降、思维能力下降、注意力下降、定向力丧失、失认等表现。认知障碍康复训练有助于提升老年人的认知功能，从而改善他们的生活质量，并提高他们的社会参与度。本项目将针对老年人记忆力训练，思维能力训练，注意力、定向力和失认训练的方法展开介绍。

任务清单

完成一项学习任务后，请在对应的方框中打钩。

课前预习	□	预习课本知识
	□	对老年人认知障碍康复训练的方法有初步的了解
	□	通过网络搜集有关老年人认知障碍康复训练的资料和案例
课堂学习	□	了解老年人认知障碍康复训练的方法
	□	掌握老年人记忆力训练，思维能力训练，注意力、定向力和失认训练的操作流程
	□	培养有爱心、有耐心的品质，能够察觉老年人的需求，并提供必要的指导
实训练习	□	完成“边学边练”模块的实训操作并交流心得
	□	完成“学习成果自评”与“学习成果评价”
	□	提高职业素养，能运用所学知识处理训练过程中的突发情况

任务一　记忆力训练

情景导入

赵奶奶，74 岁，高中文化水平。一年多前，赵奶奶开始出现记忆力下降的症状，经常会不记得自己是否吃过饭，也不记得吃过什么；在与家人或朋友聊天时，常常会忘记刚刚说过的事情，甚至会忘记别人的名字。此外，赵奶奶还经常在出门时忘记锁门，炒菜时忘记加佐料。

经医生诊断，赵奶奶患有轻度认知障碍。医生告诉赵奶奶的家人，记忆力训练有助于延缓认知功能衰退。为了使赵奶奶得到更好的照料并接受系统的康复训练，赵奶奶的家人将她送到了××老年照料中心。

思考：

护理员应如何帮助赵奶奶进行记忆力训练？

一、瞬时记忆力和短时记忆力训练

（一）瞬时记忆力训练

瞬时记忆是指个体在感知事物后极短时间内的记忆。瞬时记忆力训练的方法主要包括以下几种。

护理示例——对艾爷爷进行复述数字训练

1. 复述数字训练

（1）对老年人说出 3 个没有规律的 100 以内的数字（如 23，11，51），并在说完之后让老年人复述。

（2）若老年人不能迅速复述出来，可以将 3 个数字减少为 2 个；若老年人可连续答对 5 次，可适当增加数字的数量。

2. 复述句子训练

（1）对老年人说出一个较长的句子，让老年人复述。护理员可在句子中加入时间、地点、人物、事件等要素，如护理员可说：“今天早上 9 点，老张在 305 房间看了一会儿电视，电视上播放的是羽毛球比赛。”

（2）若老年人不能准确复述出来，护理员可适当减少句子中的要素；若老年人可连续答对 5 次，可适当增加句子中的要素。

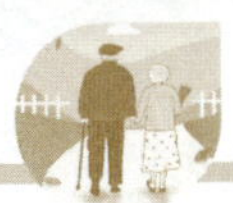

小贴士

护理员也可将长句子写下来，让老年人在极短的时间内记忆下来并复述。此外，句子的内容应尽量贴近生活，以强化老年人对生活琐事的记忆力。

3. 重复音乐节奏和旋律训练

护理员可指导喜欢音乐的老年人进行重复音乐节奏和旋律训练，以提高老年人对记忆力训练的兴趣，具体训练方法如下：向老年人唱出一段音乐节奏（如“哒～哒哒～哒～哒”或者“哒哒哒～哒～哒哒哒～哒”），让老年人重复。在此过程中，可指导老年人用双手打节拍，以锻炼其肢体活动能力。向老年人展示音乐节奏时可由易到难，循序渐进。

除了音乐节奏以外，护理员还可以为老年人播放一小段旋律，让老年人哼唱刚刚听到的旋律。

4. 时间记忆训练

准备一面时钟，拨动时针和分针，向老年人短暂展示时钟上的时间，然后让老年人说出刚刚所看到的时钟上指示的时间。

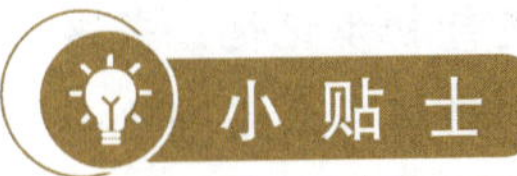

小贴士

在刚开始训练时，护理员可以选择整点时间，在老年人顺利地回答出来之后，再选择复杂的时间点（如8点23分、9点54分等）。

5. 电话号码记忆训练

（1）护理员将一串电话号码（最好是老年人家人的电话号码）分成3段说出来，让老年人分别复述。

（2）待老年人将3段电话号码都记下来之后，可让老年人将3段号码组合起来，并复述出来。

（3）护理员在平时的训练中应让老年人多次重复记忆同一个电话号码，这样不仅可以提高老年人的记忆力，还可以让老年人在有需要时能及时求助紧急联系人。

（二）短时记忆力训练

短时记忆是指保持时间约为一分钟的记忆。短时记忆力训练的方法主要包括以下几种。

1. 物品记忆训练

（1）向老年人展示4件日常生活中常见的物品，让老年人在较短的时间内（一开始可设定为40～50秒，随后慢慢缩短时间）迅速记住。

（2）护理员将物品遮住，让老年人说出刚刚所看到的物品的名称。

（3）若老年人不能迅速答对，可以将物品数量减少为 3 个；若老年人可连续答对 5 次，可适当增加物品的数量。

2．故事记忆训练

（1）护理员为老年人讲一则小故事，时长以不多于 1 分钟为宜。故事可以是虚构的，也可以是基于真实事件改编的。

（2）讲完故事之后，让老年人回忆故事中的细节或关键词。如果老年人在回忆的过程中遇到困难，可以给予他们一些提示。

3．词汇记忆训练

（1）为老年人准备一个词汇表，在表中列出一些老年人不熟悉的词汇。

（2）以 4 个词汇为一组，让老年人在较短的时间内记住一组词汇。

（3）护理员将词汇表遮住，让老年人回忆刚刚看到的词汇。若老年人不能迅速回忆起来，可以将每组词汇的数量减少为 3 个；若老年人可连续答对 5 次，可适当增加每组词汇的数量。

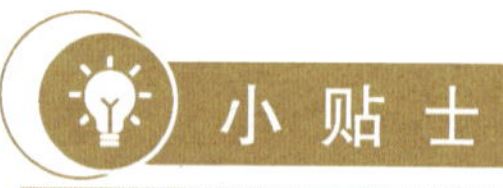

护理员可先为老年人简要介绍每个词汇的含义，以帮助老年人进行初步记忆；若老年人无法准确回忆起所看到的词汇，护理员可针对这些词汇进行重点讲解，从而强化老年人的记忆力。

4．地图记忆训练

（1）准备一张涵盖范围不大的地图，如老年人所在小区或养老机构的设施分布图、街道建筑物分布图、附近公园的设施分布图等。

（2）向老年人展示地图，让老年人在较短的时间内记住地图中的关键信息。

（3）护理员将地图遮住，就地图中的信息向老年人提问，如看到了哪些街道和设施，两个建筑物之间的位置关系如何，等等。

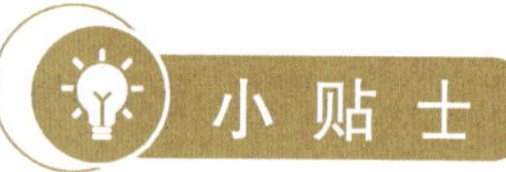

地图记忆法不仅可以提高老年人的短时记忆力，还可以帮助老年人熟悉周围的地理环境，对老年人定向力的恢复也有一定的帮助。

（三）瞬时记忆力和短时记忆力训练的注意事项

（1）护理员应注意控制训练的时长，一次训练不少于 30 分钟；但由于记忆力训练需要大脑处于清醒、专注的状态，因此护理员也应注意避免老年人过度疲劳和焦虑。

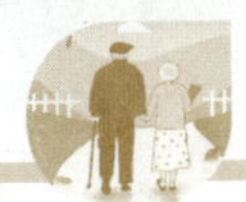

（2）记忆力的提高是一个循序渐进的过程，护理员需逐步增加信息量，以免信息量过大而增加老年人的记忆难度和压力。

（3）记忆力训练需要老年人具备良好的身体状况，护理员应提醒老年人在日常生活中注意规律饮食，适量运动，早睡早起，并保持心情愉悦。

（4）帮助老年人建立自信心是记忆力训练的关键。在训练过程中，若老年人回答正确，护理员一定要及时表扬老年人；若老年人答错，护理员也应给予鼓励并耐心地引导老年人，让老年人感受到轻松和愉快。

边学边练

帮助护理员小李纠正训练过程中的不当操作

【背景材料】

梁爷爷，71 岁，爱好音乐和读书。但在一年前患上了脑萎缩，经常会出现记忆错乱、方向感差、急躁易怒、走路不稳等症状。

护理员小李指导梁爷爷进行了复述数字、电话号码记忆、地图记忆等训练，下面是小李在训练时的部分操作：

（1）小李在帮助梁爷爷进行复述数字训练时，梁爷爷没有连续答对，小李增加了数字的数量，想尽快帮助梁爷爷提高记忆力。

（2）小李在帮助梁爷爷进行电话号码记忆训练时，选择的是陌生人的电话号码。

（3）小李在帮助梁爷爷进行地图记忆训练时，拿出了一张当前所在市区的地图，并指导梁爷爷记忆地图中的信息。

【练习流程】

（1）两人一组，找出小李在训练过程中的不当操作，并提出改正建议。

（2）讨论小李还可以选择哪些训练方法来帮助梁爷爷进行记忆力训练，并说明理由。

二、长时记忆力训练

长时记忆是指存储时间在一分钟以上的记忆，一般能保持多年甚至终生。它的信息主要来自短时记忆阶段加以复述的内容。长时记忆力训练强调记忆内容的持久性，通过训练，老年人可以长久地将所学的内容存储在大脑中，以便在需要时回忆起来。此外，长时记忆力训练还可以提高老年人在日常生活中应对问题的能力。

（一）长时记忆力训练的方法

相较于瞬时记忆力和短时记忆力训练，长时记忆力训练侧重于对信息的深度理解和处理，而不是简单记忆。为了更好地恢复老年人的记忆力，长时记忆力训练应穿插在老年人的

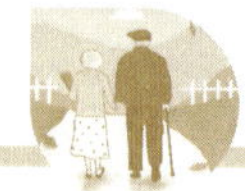

日常生活中，具体方法如下。

1．制作和使用记忆力相册

（1）制作记忆力相册

制作记忆力相册的步骤如下：

① 收集照片。护理员与老年人一起收集与老年人有关的照片，包括个人照片、与家人的合影等。

② 分类整理。将照片按照时间、地点或人物分类整理，制作成册。护理员可指导或协助老年人在记忆力相册的每一页上标注分类标签，以便老年人能够根据相关信息快速找到照片。

③ 添加注释。护理员可指导或协助老年人在相册的每一页上添加注释，以帮助老年人在每次翻阅相册时回忆照片背后的故事。在添加注释时，护理员可以建议老年人通过较大的字体、鲜艳的颜色或特别的装饰来强调重要的时刻或事件，如老年人的生日、结婚纪念日或旅游经历等。

④ 使用插图。如果条件允许，护理员可以在相册中添加一些图表或地图，以帮助老年人更好地记忆相关信息。

⑤ 制作索引。在相册的首页，护理员可以制作一个索引，列出照片数量、页码等信息，以帮助老年人快速找到他们感兴趣的照片。

（2）使用记忆力相册

① 让老年人翻阅记忆力相册，并尝试回忆照片中的故事。若老年人在回忆时有困难，可以提醒老年人查看照片旁的注释。

② 建议老年人在日常生活中经常翻阅记忆力相册，以增强记忆效果。

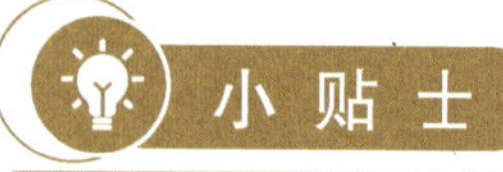

小贴士

记忆力相册的制作是一个不断增加新内容的过程，不用强求一次性制作完成。护理员可在日常生活中持续地用照片记录老年人的生活，并将其添加到记忆力相册中，从而不断地丰富相册内容，这对提高老年人记忆力有很大的帮助。

2．记忆日程安排

（1）护理员可以将老年人每天的活动安排做成日程表，包括活动的时间、地点、内容等。

（2）将日程表贴在显眼的位置，以帮助老年人回忆近期去过的地方、接触过的人物、经历的事件等，从而帮助老年人提高记忆力。

3．分享读书心得

护理员应鼓励老年人在平时多阅读报纸、杂志等纸质或电子版读物，并与其他人分享读书心得，以加深印象、提高理解能力和记忆力。

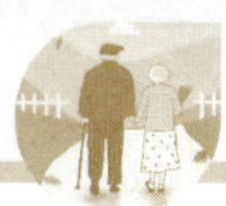

4．参与座谈会

护理员可定期组织养老机构或社区的老年人参与座谈会。在座谈会上，老年人可以回忆自己的人生经历，并与他人交流人生经验。此外，也可以讨论历史、文化、科技等话题，以帮助老年人扩展知识面，提高思维能力，增强记忆力。

5．学习新技能

护理员应鼓励老年人保持好奇心和探索精神，尝试学习新的知识或技能，如语言、音乐、绘画、计算机、园艺、手工艺、摄影等。这样既可以刺激老年人的大脑，又可以丰富老年人的生活，并使老年人获得成就感。

6．进行手指活动

手指的神经与大脑的联系极为密切，手指活动不仅可以促进手部血液循环，还可以刺激大脑神经，从而延缓脑细胞的衰老，提高老年人的记忆力和思维能力。此外，手指活动还可以帮助老年人保持手部关节的灵活性和稳定性，增强手部肌肉的力量，预防手部关节病变和肌肉萎缩等问题。

因此，护理员可建议老年人在日常生活中多进行一些需要精细操作的活动，如编织、折纸、绘画、弹琴等，或做手指操。下面介绍指导老年人做手指操的具体步骤：

（1）指导老年人先伸出双手，将左手握拳，右手五指伸直，然后交换两只手的动作，如图 3-1（a）所示。指导老年人交换左右手动作 10 次。

（2）指导老年人先将左手的食指和中指，右手的中指、无名指和小拇指伸直，然后交换两只手的动作，如图 3-1（b）所示。指导老年人交换左右手动作 10 次。

（3）指导老年人先将左手的食指、中指、无名指和小拇指，右手的大拇指和食指伸直，然后交换两只手的动作，如图 3-1（c）所示。指导老年人交换左右手动作 10 次。

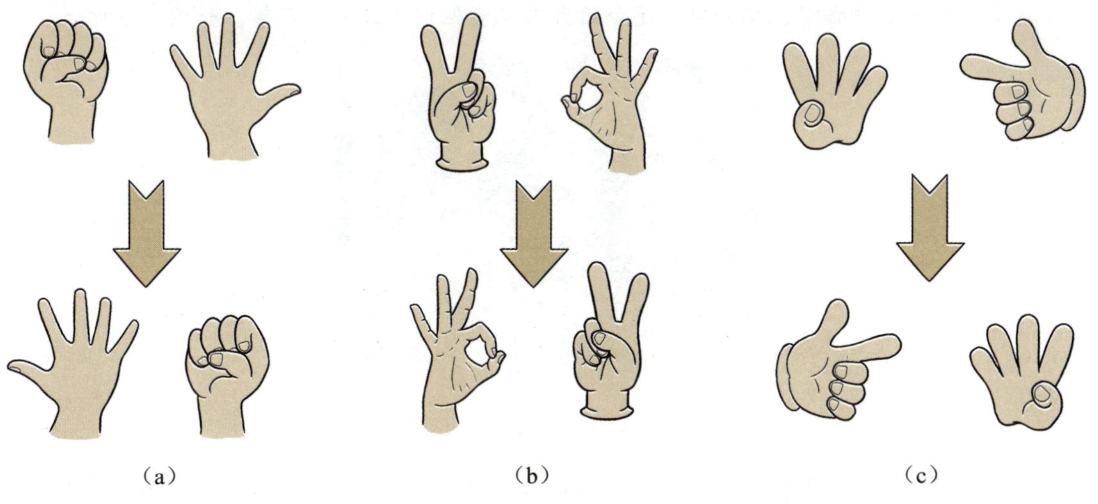

图 3-1　手指操

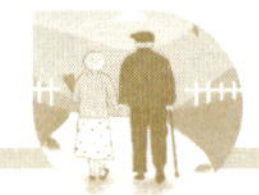

（二）长时记忆力训练的注意事项

（1）护理员不能急于求成，应根据老年人的实际情况为其制订合理的长期训练计划，计划应包括训练的内容、时间、目标等，以便逐步提高老年人的记忆力。

（2）要想提高老年人的长时记忆力，需要注重基础训练，特别是对于那些患有重度认知障碍的老年人，护理员应指导他们从基础训练开始，如练习拼音、识字等，以逐步提高记忆力。

老年人认知障碍评估中国专家共识（2022）

（3）护理员应采取多种方式来帮助老年人进行长时记忆力训练，以免老年人感觉枯燥而拒绝训练。护理员可根据老年人的兴趣和特长，从上述训练方法中选择多种，以充分激发老年人大脑的活力，并提高老年人的训练积极性。

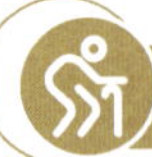

老有所养

有温度的“记忆咖啡”店

在上海市浦东新区某社区文化活动中心一楼，有一家名为“记忆咖啡”的店铺。这家咖啡店是老年认知障碍友好社区试点单位，制作咖啡与为顾客端咖啡的，均为患有轻度认知障碍的老年人。

该社区依托“记忆咖啡”店，打造了“忘不了咖啡”特色品牌，即通过吸纳患有轻度认知障碍的老年人组成经营团队，开展特色训练活动，让老年人在为他人提供服务的过程中不断提高交往能力和记忆力，并获得归属感。

在“记忆咖啡”店中，经过选拔和培训的老年人被亲切地称为“金牌宝贝”。他们不仅会为顾客制作咖啡、端咖啡，还会请顾客品尝他们泡的咖啡花茶，如图 3-2 所示。

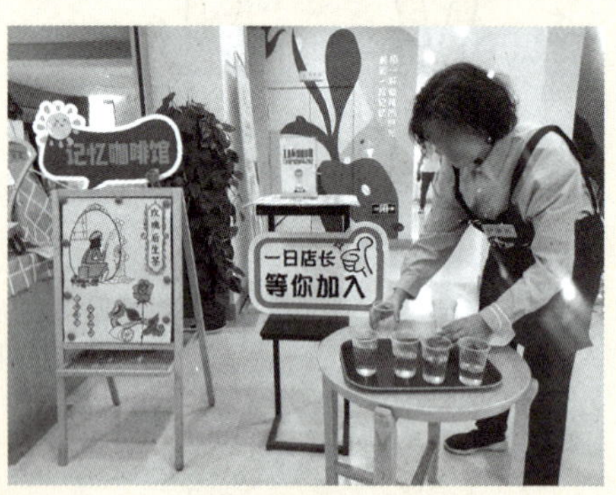

图 3-2 正在泡咖啡花茶的老年人

除了成立“记忆咖啡”店以外，该社区还把咖啡店附近打造成了沉浸式老年认知康复中心。在这里，老年人享受着愉快的晚年生活，不仅有专业的咖啡师为老年人讲解咖啡的制作方法，还有志愿者陪着老年人一起做手工。老年人可以在黑板上为自己贴上劳动勋章，也可以在天台上种满自己喜欢的花。

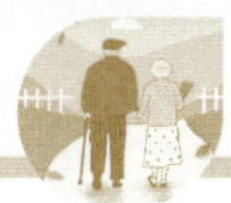

此外，该社区还通过社区联动、社企联盟，搭建了关于认知障碍康复的信息平台，方便用户进行学术交流、信息共享和模拟体验等，并开展了一系列主题科普教育活动，为患有轻度认知障碍的老年人带来温暖和关爱。

（资料来源：徐晓阳，《上海有家记忆咖啡店，员工是想提升记忆或有认知障碍的老人》，澎湃新闻，2021年5月14日）

任务二 思维能力训练

情景导入

范奶奶，72岁。一年前，范奶奶出现了白天嗜睡、晚上失眠的情况，并且起夜非常频繁。半年前，家人察觉到范奶奶话越来越少，反应变得迟钝，日常生活能力也逐渐下降。不仅如此，范奶奶的计算能力和判断能力也下降了很多。

经医生检查，范奶奶被确诊为阿尔茨海默病。三个月前，范奶奶入住了××养老院。在养老院，护理员指导范奶奶进行了思维能力训练，如拼图、模拟购物等。目前，范奶奶反应迟钝、不爱说话的情况得到了很大改善，并且还可以独自完成一些有难度的拼图。家人每次来探望时，都能感觉到范奶奶的进步。

思考：

（1）老年人思维能力训练包括哪些方面？

（2）除了拼图和模拟购物，还有哪些方法可以帮助老年人进行思维能力训练？

思维能力包括理解能力、分析能力、整合能力、推理能力、判断能力和计算能力等。指导老年人进行思维能力训练，可以延缓老年人认知功能衰退，使老年人更好地处理生活中遇到的问题。思维能力训练的方法多种多样，下面主要介绍分类能力与整合能力训练、计算能力训练、判断与推理能力训练。

一、分类能力与整合能力训练

（一）分类能力训练

分类能力是指按照一定的标准将物品或信息进行整理和归类的能力。分类能力训练的具体方法如下。

1．物品分类训练

（1）准备水果类、蔬菜类、服饰类的卡片各三张，并向老年人介绍卡片的类别，然后依次向老年人展示卡片，让老年人识别卡片上的物品。

（2）打乱卡片顺序，让老年人将相同类别的卡片放在一起。

（3）若老年人在分类时出现错误，护理员应耐心地向老年人讲解正确的分类方法。

2．数字分类训练

（1）准备写有自然数 1～20 的卡片各一张。先将卡片的顺序打乱，然后让老年人将卡片按照从小到大的顺序排列，以评估老年人对数字大小的判断能力。

（2）让老年人以数字是否大于或等于 10 为分类标准，将卡片分成两部分。

（3）先为老年人讲解奇数与偶数的定义，然后让老年人将卡片按照奇偶性分成两部分。

3．形状分类训练

（1）准备三种不同形状的积木（见图 3-3）各三块，让老年人辨别每块积木的形状。

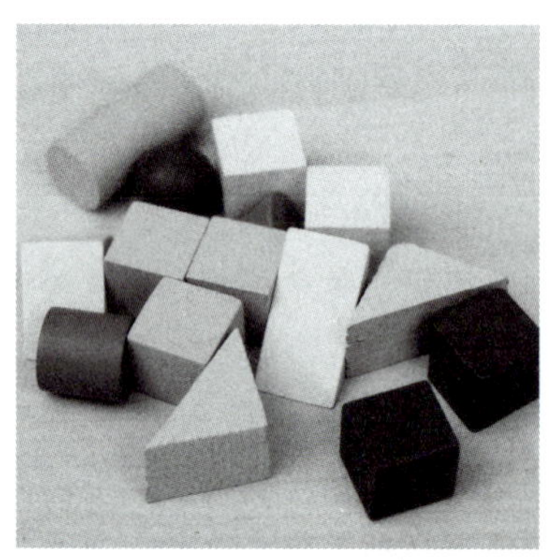

图 3-3　不同形状的积木

（2）将积木的顺序打乱，让老年人根据形状将积木进行分类。在老年人熟练掌握形状分类的技巧后，可以再加入其他形状的积木。

4．颜色分类训练

颜色分类训练不仅可以提高老年人对颜色的认知能力和敏感度，还可以锻炼老年人的手眼协调能力。下面介绍两种颜色分类训练的方法：

（1）准备红色、蓝色、绿色的卡片各三张（积木、小球也可），先向老年人分别展示每一张卡片，让老年人辨别卡片的颜色；然后将卡片的顺序打乱，让老年人根据颜色将这些卡片分成三部分。在老年人熟练掌握颜色分类技巧后，可以逐渐加入其他颜色的卡片。

（2）准备一些卡片，卡片的背景为某种颜色，但卡片上的汉字表示另一种颜色（如红色卡片上面写有汉字“绿”）。先让老年人在看到卡片的瞬间说出卡片背景的颜色，在老年人可以不受汉字的干扰准确说出卡片背景颜色之后，让老年人将卡片按照背景颜色进行分类。

5．材质分类训练

（1）准备一些卡片，卡片上的图案为不同材质的物品（如塑料、金属、木材等）。向老年人分别展示每一张卡片，让老年人识别卡片上的物品。

（2）将卡片的顺序打乱，让老年人根据物品材质将卡片进行分类。

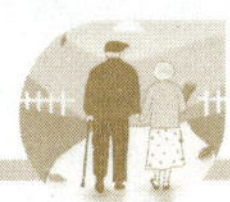

（二）整合能力训练

整合能力则是指将不同来源、不同层次的物品或信息进行分析、筛选、组合、创造的能力。整合能力训练的具体方法如下。

1．词语整合训练

（1）方法一：将一句话拆分成多个词语（包括主语、谓语和宾语）并打乱顺序，让老年人将这些词语组合成完整的句子。在老年人熟练掌握之后，可加入定语、状语等。

（2）方法二：对老年人说出三个词语（可以是动词、名词或形容词，但是不可以连成一句话），让老年人添加适量的字词，将这三个词语连成一个完整的句子。

2．句子整合训练

在老年人熟练掌握整合词语的方法之后，可指导老年人进行句子整合训练，具体训练方法如下：

（1）将一段话拆分成3～5个句子，并打乱顺序。

（2）指导老年人将这些句子排序，组成一段逻辑通顺的话。

3．图片分析训练

（1）选择一张内容较丰富，且能够引发老年人思考的图片。

（2）让老年人仔细观察图片，并鼓励他们找出该图片的基本组成要素，如物品、人物等。

（3）在老年人找到基本组成要素后，引导他们寻找不同要素之间的内在联系，并尝试总结出图片的主题。

（4）鼓励老年人分享自己对图片的理解和感受，并给予老年人积极的反馈，同时也可以引导他们从不同角度审视图片，拓宽他们的思路。

4．拼图训练

（1）选择符合老年人认知能力的拼图，并为老年人讲解拼图训练的规则。

（2）在桌子上放置所有的图片块，引导老年人动手拼图（见图3-4）。同时，护理员可以适当给出一些提示，以帮助老年人拼出正确的图案。

护理员如何指导老年人进行拼图训练

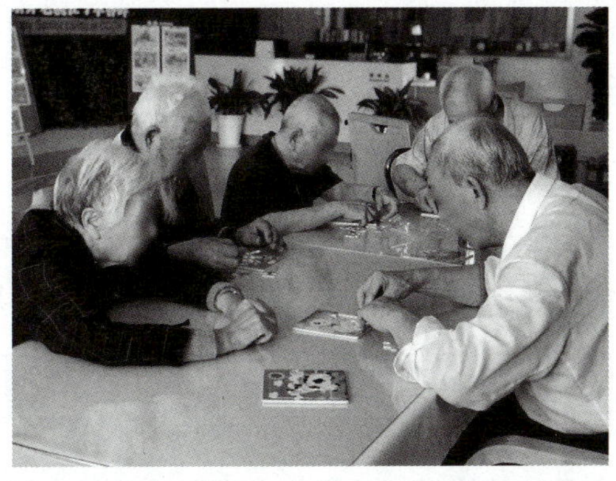

图3-4　正在拼图的老年人

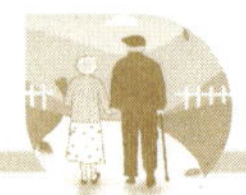

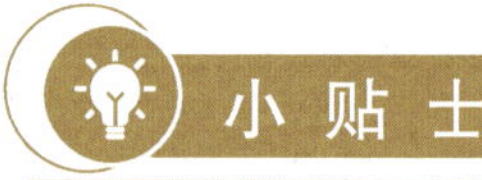

小贴士

上文列举了多种帮助老年人提高分类与整合能力的训练方法，护理员应根据老年人的兴趣选择 2～3 种方法，并根据老年人的反馈进行调整。此外，护理员可鼓励老年人将分类与整合能力的训练应用到实际生活中，如通过购物、整理房间等活动，让老年人在实践中锻炼自己的分类与整合能力。

二、计算能力训练

计算能力训练可以增强老年人的思维敏捷性，刺激大脑，延缓智力衰退。具体的训练方法如下。

（一）基础运算训练

有些老年人分辨不清数字大小，对于这类老年人，护理员应先借助数字卡片让其进行 10 以内数字的排序训练。然后护理员可随机从卡片中抽走一张，让老年人找出缺失的数字。此外，护理员还可让老年人随机选取四张卡片，组成两个两位数，并比较大小。在老年人可以准确分辨数字大小后，护理员可指导其进行加减乘除运算训练。

1．加减法运算训练

（1）个位数加减法运算训练。护理员随机从数字卡片中抽取两张，让老年人先计算两个数字的和，再计算两个数字的差。

（2）两位数加减法运算训练。护理员随机抽取四张数字卡片，组成两个两位数，让老年人先计算两个两位数的和，再计算两个两位数的差。

（3）加减法混合运算训练。护理员将数字卡片组成三个数字，指导老年人进行加减法混合运算训练，如让老年人计算 20+15−8 的结果。

2．乘除法运算训练

护理员先随机选择两个个位数，让老年人计算两个数字的乘积；再选择两个数字（其中一个数字应能被另一个数字整除），让老年人计算两个数字的商。

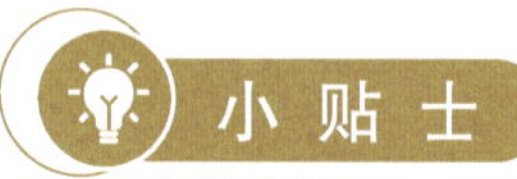

小贴士

护理员不应一味增加计算难度，而应以老年人能熟练掌握运算技巧为主。

（二）计算能力应用训练

护理员可为老年人设定具体的情景，让老年人利用计算能力解决在情景中遇到的问题。

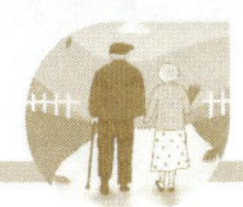

下面介绍两种计算能力应用训练的方法。

1．模拟购物训练

模拟购物训练既可以锻炼老年人的计算能力、记忆能力和决策能力，也可以帮助他们更好地理解日常购物中的预算和花费情况，提高他们的生活自理能力。护理员可以通过以下方法指导老年人进行模拟购物训练：

（1）列出购物清单并确定预算。护理员可以与老年人一起，根据日常需要，列出需要购买的物品及数量，并确定预算。

（2）计算单项物品支出。护理员可以给出每种物品的单价，让老年人计算每种物品的花费。例如，护理员假设苹果每千克 10 元，让老年人根据需要的数量计算自己买苹果需要花费的金额。

（3）计算总支出。护理员指导老年人根据每种物品的支出计算总支出。

（4）判断是否超出预算。护理员指导老年人判断购物是否超出预算。如果超出，应引导老年人思考如何节约开支。

小贴士

护理员还可为老年人设定打折优惠、满减活动等情景，不同的购物情景可以让老年人更加全面地了解购物过程中的各种情况和问题，提高他们的计算能力和生活自理能力。

2．模拟分配物品训练

（1）护理员为老年人布置一个需要分配物品的场景。例如，在老年人面前摆放 5 个空碗和 40 个小球，让老年人将小球平均放入每个空碗中。

（2）指导老年人计算出每个碗中应分配的小球数量。护理员应先让老年人自己思考该用哪种运算方式，若老年人没有意识到该运用除法，护理员应耐心引导老年人。

（3）让老年人动手分配小球，以验算自己的计算结果是否正确。

（4）护理员还可以更改空碗或小球的数量，以更好地锻炼老年人的计算能力。例如，告知老年人现在有 1 个碗破碎，需重新分配小球。

（三）计算小游戏

1．数字接龙游戏

数字接龙游戏的规则为：护理员随机说出一个数字，老年人需要迅速说出比这个数字大 1 的数字；然后护理员再说出比这个数字大 2 的数字，以此类推。数字接龙游戏不仅可以锻炼老年人的计算能力和反应能力，还可以提高老年人对数字的敏感度和认知能力。

2．数独游戏

数独游戏（见图 3-5）的规则为：根据 9×9 格子上的已知数字，推理出所有剩余空格中的数字，要求满足每一行、每一列、每一个粗线宫（3×3）内的数字均含 1～9，且不重复。

	6	1		3			2	
	5				8	1		7
					7		3	4
		9			6	3	7	8
		3	2	7	9	5		
5	7		3			9		2
1	9		7	6				
8		2	4			7	6	
6	4			1		2	5	

图 3-5　数独游戏

数独游戏可以帮助老年人锻炼逻辑思维能力，提高数学素养，保持头脑灵活。护理员在指导老年人进行数独游戏时，可以先向老年人介绍数独游戏的规则，并根据老年人的思维能力和数学素养，选择适合的难度。此外，护理员还可以向老年人介绍一些解题技巧，如寻找数字之间的关系、排除不可能的数字等。

三、判断与推理能力训练

（一）寻找规律训练

1．寻找数字变化规律训练

（1）护理员在纸上写下一段有规律的数列，并将其中的一个数字用括号代替，如 1，3，5，7，（　　），11。

（2）指导老年人仔细观察数列中数字的关系和变化规律，如相邻两个数字之间的关系、数字的递增或递减规律等。

（3）在找出数字的变化规律后，指导老年人根据规律在括号中填写缺失的数字。

（4）指导老年人验证自己的答案是否正确，如果答案错误，则应指导老年人重新思考，并再次尝试填写。

2．寻找图形变化规律训练

寻找图形变化规律训练不仅可以提高老年人的判断推理能力，还可以锻炼老年人的动手能力及手眼协调能力，具体训练方法如下：

（1）准备一些有规律的图形填空题，如图 3-6 所示。

（2）指导老年人找出图形的变化规律，并在空白处画出正确的图形。

（3）除了让老年人完成图形填空题外，护理员还可以让老年人自己画出一些有规律的图形，以锻炼老年人的发散思维能力。

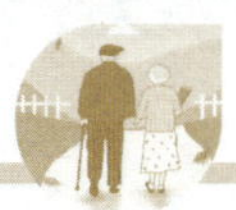

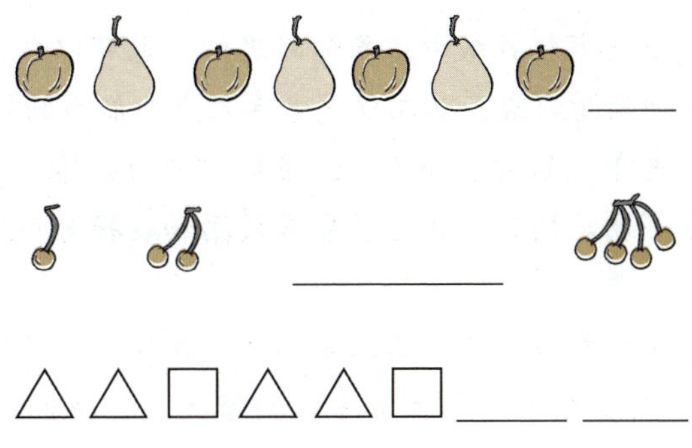

图 3-6　图形填空题

（二）判断因果关系训练

判断因果关系训练可以使老年人更好地理解事物之间的逻辑关系，提高逻辑思维能力。判断因果关系训练的方法如下：

（1）护理员在纸上写下或口述两句话，如“我们看不清月亮的表面”和“月亮离我们太遥远了”。

（2）指导老年人判断两句话的因果关系，并用因果关联词将两句话连起来。

（三）类比推理训练

（1）护理员说出几种同类物品的名称，如摩托车、公交车、自行车等，让老年人先判断这些物品所属的类别，再列举几种其他同类物品。

（2）护理员也可以先限定类别，自己先说出某种物品的名称，让老年人接着说出一个其他同类物品的名称，然后护理员再说出一个不重复的物品名称，并依次接龙。

（四）判断推理小游戏

1．猜谜语

（1）选择老年人感兴趣且符合其认知水平的谜语，谜底可以是汉字、人名、物品名称等。

（2）向老年人描述谜面，让老年人尝试答出谜底。若老年人不能正确答出，可给予老年人一些提示，引导老年人说出正确答案。

2．迷宫游戏

（1）向老年人介绍迷宫游戏的规则。

（2）选择适合老年人的迷宫图，先让老年人了解起点和终点的位置，然后鼓励他们尝试自己找到从起点到终点的路径。若老年人遇到困难，应给予帮助。

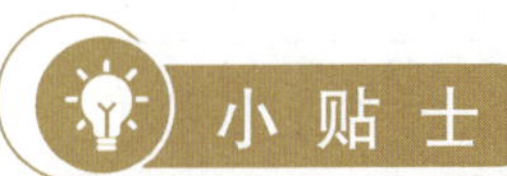

护理员在指导老年人进行思维能力训练时，有以下注意事项：

（1）在训练过程中，护理员应通过提问等方式，引导老年人积极思考和解决问题。

这样既可以让老年人发现新事物并从中培养创新思维，也可以激发老年人的好奇心和探究精神，让他们成为主动的学习者，从而促进老年人思维能力的提升。

（2）护理员应倾听老年人的需求和感受，了解他们的兴趣、问题和关注点，从而更好地为他们提供支持和帮助。同时，护理员应多鼓励和表扬老年人，帮助他们增强自尊心和自信心。

（3）每位老年人的认知能力和学习需求都不同，护理员应尊重不同老年人之间的差异。在训练过程中，护理员应了解每位老年人的情况，为他们提供个性化的支持和指导。同时，要尊重老年人的学习风格和个人喜好，提供多样化的学习资源和活动，以满足他们的不同需求。

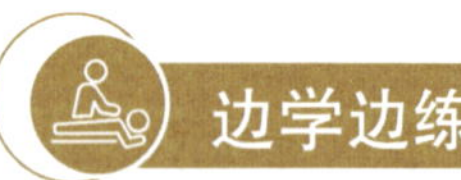

帮助护理员小李解决训练中的困难

【背景材料】

马爷爷，72岁，患有认知障碍。一年前，马爷爷出现了计算能力下降的症状，不能进行简单的计算。近来，马爷爷的病情更加严重，有时甚至不认识数字和运算符号。

针对马爷爷的情况，护理员小李指导马爷爷进行了寻找数字变化规律训练。在训练过程中，小李为马爷爷列出了一段有规律的数字：2，4，6，（　　），10。马爷爷在括号中填入了数字7。

【练习要求】

两人一组，根据上述背景材料，帮助护理员小李引导马爷爷做出正确的回答。要求：措施切实可行，且能够达到目的。

任务三　注意力、定向力和失认训练

情景导入

【情景一】赵爷爷，73岁。三年前，赵爷爷曾不小心跌倒过一次，导致手臂骨折，住院治疗一段时间后伤势逐渐好转。但自那以后赵爷爷的认知能力出现了问题。经过医生诊断，赵爷爷患上了轻度认知障碍。赵爷爷在看书、看报时，十分容易受到外界因素的干扰，难以保持专注。

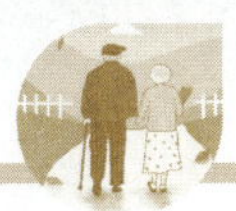

【情景二】 穆奶奶，69 岁。穆奶奶两年前患上了阿尔茨海默病，经常不知道自己所处的地理位置，并且不知道当下的时间。

【情景三】 李奶奶，75 岁。李奶奶一年前患脑卒中，半年前出现认知功能下降的症状。李奶奶总是认不出自己的家人和朋友，不能从镜子中辨认出自己的面孔，对物体的大小、颜色、位置等总是产生错觉。

思考：

针对赵爷爷、穆奶奶和李奶奶的认知障碍症状，你认为应如何帮助他们进行康复训练？

一、注意力训练

常见的注意力训练活动

护理员可以指导老年人采用双任务的方式进行注意力训练，即要求老年人同时处理两个不同的任务，从而锻炼他们的任务切换能力和注意力。

（一）汉字朗读和字形判断训练

（1）准备一些写有汉字的卡片，卡片上的汉字应与老年人认知水平匹配，以确保老年人可以朗读正确。

（2）护理员可选择两种字形结构类型（如上下结构和左右结构），并将两种字形结构类型分别用数字 1 和 2 表示。指导老年人在朗读汉字的同时，判断该汉字的字形结构，并将数字 1 或 2 写在汉字的后方。

（3）护理员应对老年人进行观察和评估，了解他们的表现和进步情况，并根据需要调整训练难度。

（二）双耳分听训练

（1）选择两段有规律的音频，如人声、音乐等。

（2）护理员在老年人的双耳旁同时播放两段音频，要求老年人重复一只耳朵所听到的声音信息，而忽略另一只耳朵所听到的声音信息。护理员还可以让老年人分别重复两只耳朵听到的声音信息。

二、定向力训练

定向力是指对时间、空间、人物和自身状态的认识能力，患有认知障碍的老年人会逐渐丧失定向力。下面主要介绍时间定向力、空间定向力和人物定向力训练的方法。

（一）时间定向力训练

1. 定时提醒和设置闹钟

（1）护理员首先应确定需要提醒老年人进行的活动和活动时间，如在早上 7 点提醒老年人起床，或者在中午 12 点提醒老年人吃药。

（2）设置闹钟，并帮助老年人将活动与时间联系起来。例如，在闹钟响起时可以告诉老年人："赵爷爷，现在是中午 12 点，您该吃药了。"

（3）待老年人适应后，可逐渐减少提醒的次数，尽量让老年人自己记住每天应进行的活动及活动时间。

2. 使用时钟或手表训练

为老年人提供时钟或手表，帮助他们理解时钟或手表上的时间显示方式和时间的含义。这样可以帮助他们建立对时间的基础认知，并逐渐培养他们对时间的感知能力。

（二）空间定向力训练

1. 方向感知训练

在日常生活中，护理员可以引导老年人观察周围的自然景观或建筑物，并尝试分辨出方向和位置关系。例如，可以让他们通过观察太阳的位置来分辨方向，或者通过观察建筑物和道路的布局来判断位置关系。

此外，护理员还可以为老年人创造实践的机会，让他们在具体情境中分辨方向和位置关系。例如，可以让老年人在公园中寻找特定的建筑物，或者在超市中寻找特定的商品区域。

2. 定向行走训练

护理员可以指导老年人进行定向行走训练，包括直线行走、折线行走、绕圈行走等。在一开始的训练过程中，护理员可以提供一些指引，指导老年人根据指引完成训练；待老年人熟悉后，可取消指引，以帮助老年人独立完成训练。

（三）人物定向力训练

护理员可以指导老年人通过他人的外貌特征，或语言、行为习惯等来识别不同的人物。护理员还可以向老年人展示一些人物的照片，让他们仔细观察照片中人物的特征，然后进行回忆和辨认。此外，护理员还可以鼓励老年人多参与社交活动，通过与不同人物的互动，提高对人物的辨识能力。

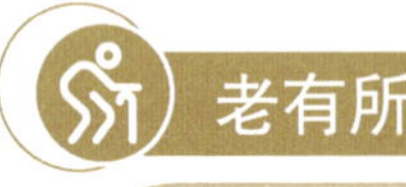

孔爷爷的记忆守护者

孔爷爷出生于湖南省，今年 88 岁。对于他，最珍贵的回忆莫过于在战场上的日子。参加过战争的他，左腿曾被弹片所伤，两只耳朵也被炸弹震伤。

三年前，孔爷爷患上了阿尔茨海默病。因为听力受影响，所以孔爷爷基本无法和人

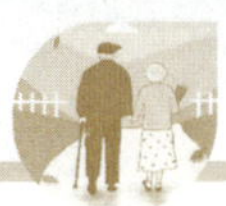

沟通，没有社交和娱乐活动，性格固执、偏激。他只生活在自己的世界里，有时甚至连老伴都认不出来。

两个月前，家人把孔爷爷送到了照护中心。刚入住的前几天，因为与日夜陪伴的老伴分开，孔爷爷很不适应，坐立难安，整日整夜在走廊游走，寻找出口。发现电梯后，孔爷爷一直蹲守在电梯口，用手使劲敲打着电梯门，情绪十分焦躁。

经过一周的细心观察，负责照护孔爷爷的护理员小陈找到了突破口。她经常拿出孔爷爷和战友年轻时的照片，陪着孔爷爷回忆那段光荣岁月。每当这时候，孔爷爷总是眼神放光，一边展示他腿上的伤疤，一边神采奕奕地说起那段峥嵘岁月。

慢慢地，孔爷爷安静下来了，每日三餐"光盘"，体重逐渐回升，连敲打电梯门的行为都减少了，眉头也舒展了很多，脸上似乎有了一丝丝笑意。

小陈还经常安排孔爷爷为大家讲述上战场那段荣耀经历，表演战场上骑马的动作。在表演时，孔爷爷的眼里总是充满骄傲和自豪，仿佛当年那个意气风发的他又回来了。

小陈说："每一个患有阿尔茨海默病的老年人最缺乏的就是安全感，他们渴望被尊重，渴望得到真诚的爱。所以，我特别希望能够通过一己之力，减轻疾病带给他们的痛苦，让他们优雅地老去，拥有快乐、舒适、有尊严的晚年生活。"

（资料来源：张春祥，田甜，潘显璇，《探访长沙阿默认知症照护中心：只想让你记得多一点，再多一点》，《湖南日报》，2020 年 8 月 28 日）

三、失认训练

（一）视觉失认训练

护理员可采用辨认重叠图形的方法指导老年人进行视觉失认训练，以提高老年人的空间认知能力。在训练过程中，老年人需要观察重叠的图形，判断图形的位置和方向，并尝试识别目标图形。护理员可以逐渐增加重叠图形的数量和复杂性，并在老年人完成训练后，给予积极的反馈。

（二）听觉失认训练

（1）找出发声体。护理员让老年人仔细听一种声音，然后让其从一些卡片中选出画有对应发声体的卡片。例如，护理员让老年人听门铃声，然后让其从画有水杯、西瓜、门铃、钢琴的图片中选出图案为门铃的卡片。

（2）匹配声音与发声体。护理员让老年人听一种声音，然后让其将对应的图片与文字配对。例如，护理员让老年人听门铃声，然后让其将画有门铃的卡片与写有"门铃"字样的卡片配对。

（三）触觉失认训练

护理员指导老年人闭上双眼，用手触摸物品（如砂纸、卫生纸、毛巾等），以感觉和分辨不同物品的质地、形状等。护理员还可以将若干个物品放入一个不透明的箱子内，然后说出其中一个物品的名称，请老年人通过手部触摸从箱子内找出相应的物品。

学习成果自评

1．填空题

（1）＿＿＿＿＿＿是指个体在感知事物后极短时间内的记忆，＿＿＿＿＿＿是指保持时间约为一分钟的记忆。

（2）在指导老年人进行瞬时记忆力和短时记忆力训练时，护理员应注意控制训练的时长，一次训练不少于＿＿＿＿分钟。

（3）＿＿＿＿是指按照一定的标准将物品或信息进行整理和归类的能力。

（4）护理员可以指导老年人采用＿＿＿＿的方式进行注意力训练，即要求老年人同时处理两个不同的任务，从而锻炼他们的任务切换能力和注意力。

2．选择题

（1）在指导老年人进行长时记忆力训练时，护理员应注意（　　）。

A．建议老年人在日常生活中经常翻阅记忆力相册

B．应只采用一种训练方法，不断刺激老年人的记忆力

C．多进行基础训练，不需要指导老年人学习新的知识和技能

D．应采取速成的方式，以达到最好的效果

（2）模拟购物训练主要锻炼的是老年人的（　　）。

A．定向力　　B．计算能力　　C．分类能力　　D．视空间能力

（3）模拟分配物品训练主要锻炼的是老年人对于（　　）的运算能力。

A．乘法　　B．加法　　C．减法　　D．除法

（4）护理员说出几种同类物品的名称，如摩托车、公交车、自行车等，让老年人先判断这些物品所属的类别，再列举出几种其他同类物品。这属于（　　）。

A．计算能力训练　　B．判断因果关系训练

C．类比推理训练　　D．整合能力训练

3．简答题

（1）简述记忆力相册的制作方法。

（2）选择一种分类能力训练方法，并简要介绍。

（3）简述指导老年人进行基础运算训练的方法。

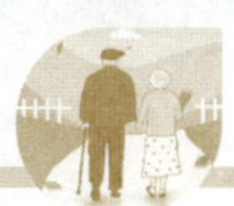

学习成果评价

请进行学习成果评价，并将评价结果填入表 3-1 中。

表 3-1 学习成果评价表

<table>
<tr><td>班级</td><td></td><td>组号</td><td></td><td>日期</td><td></td></tr>
<tr><td>姓名</td><td></td><td>学号</td><td></td><td>主讲教师</td><td></td></tr>
<tr><td>项目名称</td><td colspan="5">老年人认知障碍康复训练</td></tr>
<tr><td>评价项目</td><td colspan="3">评价内容</td><td>分值</td><td>评分</td></tr>
<tr><td rowspan="6">实践技能
80%</td><td colspan="3">能够正确指导老年人进行瞬时记忆力和短时记忆力训练</td><td>13</td><td></td></tr>
<tr><td colspan="3">能够正确指导老年人进行长时记忆力训练</td><td>13</td><td></td></tr>
<tr><td colspan="3">能够正确指导老年人进行分类能力与整合能力训练</td><td>15</td><td></td></tr>
<tr><td colspan="3">能够正确指导老年人进行计算能力训练</td><td>13</td><td></td></tr>
<tr><td colspan="3">能够正确指导老年人进行判断与推理能力训练</td><td>13</td><td></td></tr>
<tr><td colspan="3">能够正确指导老年人进行注意力、定向力和失认训练</td><td>13</td><td></td></tr>
<tr><td rowspan="4">综合素养
20%</td><td colspan="3">具备良好的学习态度，能积极参与教学活动，主动学习、思考、讨论</td><td>5</td><td></td></tr>
<tr><td colspan="3">树立服务第一的理念，以满足老年人的实际需求为出发点，为老年人提供真诚、细致、周到的服务</td><td>5</td><td></td></tr>
<tr><td colspan="3">积极弘扬尊老敬老的中华民族传统美德，勇于承担爱老助老的社会责任</td><td>5</td><td></td></tr>
<tr><td colspan="3">增强对养老护理行业的信心，自觉投身养老护理行业，努力成长为有理想、有责任、有担当的“青春养老人”</td><td>5</td><td></td></tr>
<tr><td colspan="4">合计</td><td>100</td><td></td></tr>
<tr><td>自我评价</td><td colspan="5"></td></tr>
<tr><td>教师评价</td><td colspan="5"></td></tr>
</table>

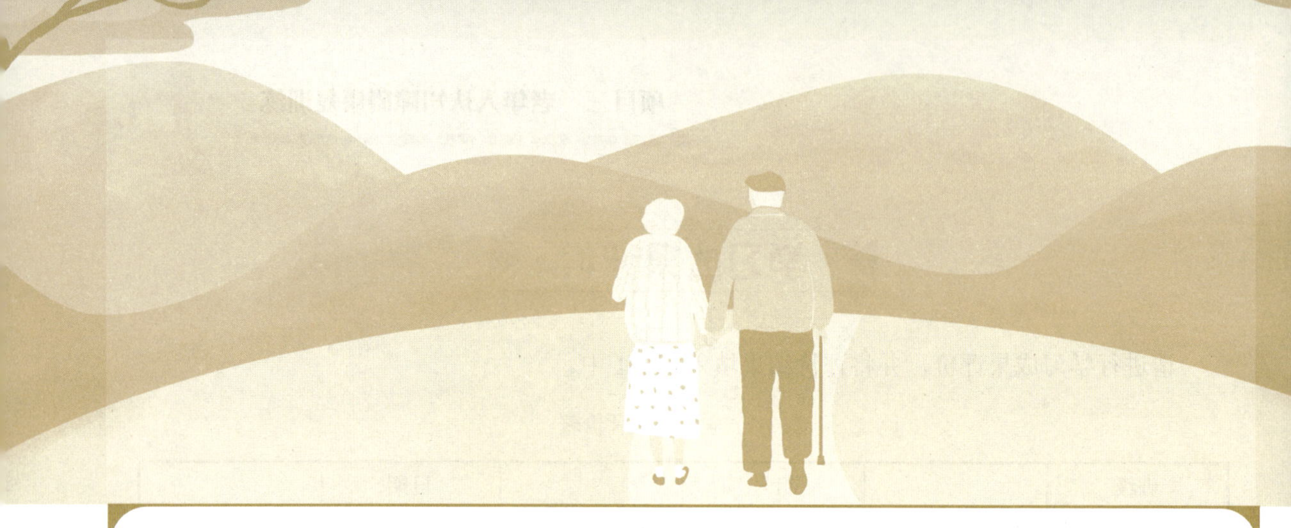

项目四 老年人言语与吞咽障碍康复训练

项目引言

言语障碍会导致老年人沟通困难，无法表达自己的需求和感受；而吞咽障碍则可能使老年人无法正常进食，从而导致营养不良、脱水等严重后果。指导老年人进行言语与吞咽障碍康复训练，有助于提高他们的身体健康水平和生活质量。通过本项目的学习，学生应了解老年人言语与吞咽功能障碍的相关知识，并掌握相关的康复训练技能，为老年人提供有效的康复指导。

任务清单

完成一项学习任务后，请在对应的方框中打钩。

课前预习	□	预习课本知识
	□	对老年人言语与吞咽障碍康复训练的流程有初步的了解
	□	通过网络搜集有关老年人言语与吞咽障碍康复训练的资料和案例
课堂学习	□	了解老年人言语与吞咽障碍康复训练的方法
	□	掌握老年人发声障碍康复训练、构音障碍康复训练、吞咽障碍康复训练的操作流程
	□	培养对老年人的关爱和尊重之心，能针对不同老年人的言语与吞咽障碍程度，给予指导和帮助
实训练习	□	完成“边学边练”模块的实训操作并交流心得
	□	完成“学习成果自评”与“学习成果评价”
	□	提高职业素养，能运用所学知识处理训练过程中的突发情况

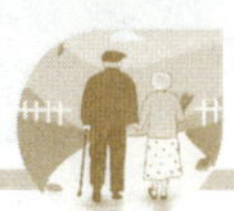

任务一 发声障碍康复训练

情景导入

胡奶奶，76岁。五个月前，她参加了老年合唱团，并会在平时经常练习唱歌。参加合唱团半个月后，胡奶奶发现自己的声音变得有点粗糙，并逐渐变得嘶哑。但胡奶奶未在意，继续练习唱歌。渐渐地，胡奶奶声音嘶哑的症状越来越严重，且有时候会伴有咳嗽。

三个月前，胡奶奶来到了医院进行检查，被确诊为声带小结。在医院进行了手术治疗后，胡奶奶声音嘶哑和咳嗽的症状得到了明显改善。两个月前，胡奶奶入住了××养老院，经过一段时间的休养，胡奶奶的嗓音恢复了很多。但偶尔还是会出现声音微弱、嘶哑的症状。

思考：

（1）老年人发声障碍的类型有哪些？

（2）护理员应如何帮助胡奶奶进行发声障碍康复训练？

一、老年人发声障碍的类型

发声障碍是由声带振动特性发生改变或者声带功能失调造成的一种言语障碍，主要表现为声音嘶哑、发音困难等。老年人发声障碍的类型可分为功能性发声障碍、器质性发声障碍和神经性发声障碍。

（一）功能性发声障碍

功能性发声障碍是指由错误用嗓或过度用嗓等非器质性病变原因引起的发声障碍，功能性发声障碍可分为功能亢进型发声障碍和功能低下型发声障碍。功能亢进型发声障碍多表现为发声时存在粗糙声和嘶哑声，伴有气息声；功能低下型发声障碍多表现为发声时存在气息声和嘶哑声，伴有粗糙声。

（二）器质性发声障碍

器质性发声障碍是指由发声器官的器质性病变（如声带小结、声带息肉、声带囊肿、声带萎缩、喉部肿瘤、喉部的炎性疾病等）导致的发声障碍。

（三）神经性发声障碍

神经性发声障碍是指由神经性疾病（如声带麻痹、痉挛性嗓音障碍、帕金森病等）导致的发声障碍。在造成老年人发声障碍的神经性疾病中，以帕金森病最为常见，患有帕金森病的老年人常会出现发声吃力、声音嘶哑、声音微弱等症状。

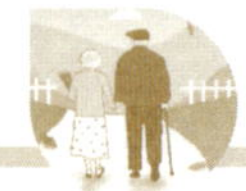

二、基础发声功能训练

（一）基础发声功能训练的方法

基础发声功能训练是一种对与发声器官相关的功能（如发音、呼吸控制、喉颈部肌肉收缩等）进行训练的方法。基础发声功能训练可为老年人正确发声奠定基础，适合患有发声障碍的老年人，具体训练流程如下。

1．准备工作

采用七步洗手法洗净双手，并佩戴口罩和手套。

2．训练前沟通

简单介绍自己，向老年人介绍本次训练的项目，并询问老年人咽喉部是否有不适感。

沟通示例

奶奶，您好，您是一床的胡奶奶吗？我们今天要进行基础发声功能训练，以改善您发声障碍的情况。您最近有没有感觉咽喉部不舒服呢？现在室内空气很清新，我们开始好吗？

3．身体素质评估

查看老年人的口腔黏膜是否完好、咽喉部是否有炎症等。

4．腹式呼吸训练

腹式呼吸训练有助于提高老年人对气息的控制能力，为发声奠定基础，具体训练方法如下：

（1）指导老年人取坐位或站位，若老年人的身体条件允许，应尽量让老年人取站位。指导老年人将两臂自然下垂，两肩放松，挺胸收腹，以保证呼吸通道顺畅。

（2）指导老年人放松整个身体，先用鼻子吸气，吸气的过程中尽量将腹部鼓起至最大限度；然后指导老年人做缩唇动作，用嘴巴向外呼气，同时放松腹部，如图 4-1 所示。

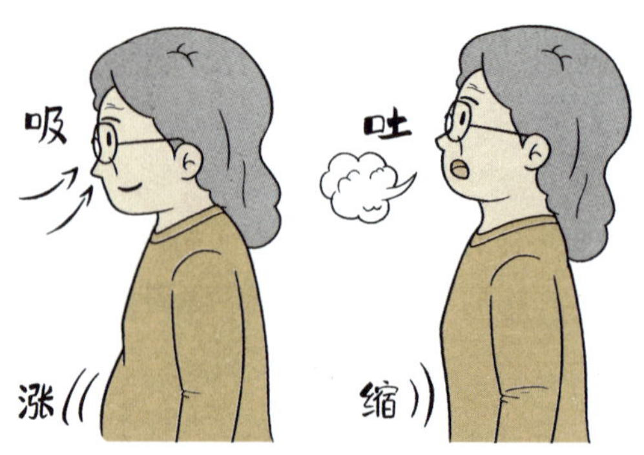

图 4-1　腹式呼吸训练

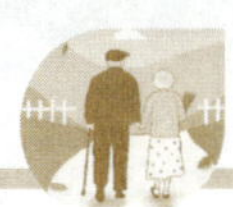

小贴士

护理员可指导老年人采用慢吸气—慢呼气，快吸气—慢呼气，慢吸气—屏气—慢呼气等不同形式的呼吸方法进行腹式呼吸训练。其中，采用快吸气—慢呼气的呼吸方法时，可指导老年人将吸气与呼气的时间比控制为1∶2。

5．放松训练

（1）颈部放松训练

颈部放松训练可以纠正老年人喉肌张力过高的现象，以减少老年人在发声时出现发声迟缓、间歇性失声、音量过小等症状。在训练时，护理员可指导老年人分别将头部向前、后、左、右倾斜，并转动头部。指导老年人每个动作完成10次，并提醒老年人在运动时保持呼吸平稳，放松颈部。

颈部放松训练（见图4-2）的具体方法如下：

① 指导老年人做点（仰）头的动作，并在此过程中感受颈后（前）肌群被拉直。指导老年人保持5秒，然后缓慢将头部恢复至直立状态。

② 指导老年人将头部向左（右）倾，并在此过程中感受右（左）侧颈部肌肉被拉直。指导老年人保持5秒，然后缓慢将头部恢复至直立状态。

③ 指导老年人保持身体不动，将头向左转动，然后再向右转动。

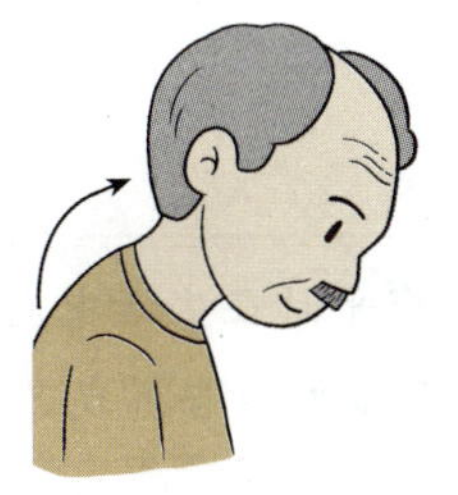

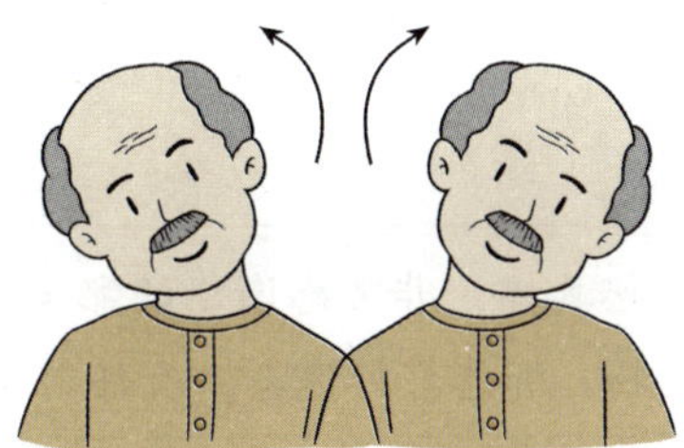

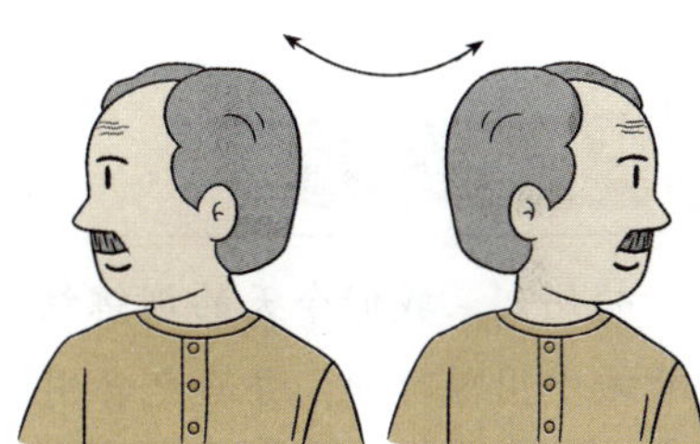

图4-2　颈部放松训练

（2）肩部放松训练

① 指导老年人吸气，同时将双肩上耸，保持3秒后呼气，并缓慢放松身体。

② 指导老年人将双肩上耸，并向前做含胸动作，然后再次将双肩上耸，并向后夹紧，重复该动作5次。

（3）声带放松训练

护理员可以通过指导老年人进行唇颤训练，使其声带甚至整个发声器官和颈部肌群得到放松，具体训练方法如下：

① 指导老年人保持上身稳定，自然闭合并放松双唇。

② 指导老年人深吸气，然后向外吐气，让双唇颤动起来，并带动声带振动（发出类似“嘟”的音），保持 10 秒，可重复 2～3 次。

③ 在老年人熟练掌握唇颤训练技巧以后，可指导老年人在唇颤时进行升调和降调训练，以更好地放松声带。

（4）哈欠—叹息训练

护理员可以指导老年人进行哈欠—叹息训练，以使老年人的声道充分打开，并使咽部肌肉放松，为形成自然舒适的嗓音奠定基础，具体的训练方法如下：

① 指导老年人打哈欠，并在快要结束时叹气。

② 音节训练。指导老年人在叹气时发/h/音，在老年人熟练掌握后，加入元音，如发/ha/音或/hu/音，重复数次。

③ 字词训练。指导老年人在叹气时读出以/h/音开头的词，如“喝水”“红色”等。

④ 句子训练。指导老年人在叹气时读出一个包含较多/h/音的短语或句子，如“花花喜欢灰色和红色”。

（5）持续发声训练

护理员指导老年人在深吸气后发尽可能长的元音/a/和/u/，并注意保持音量平稳。在老年人发声时，护理员可以将手掌放在老年人腹部，以提醒老年人持续用力收紧腹部肌群。护理员也可使用秒表计时，使老年人可以直观地看到自己发音的时长。

6. 训练后沟通

告知老年人本次训练已结束，夸赞并鼓励老年人，并告知老年人日常生活中需注意的事项。

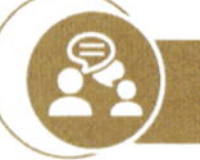

沟通示例

胡奶奶，我们今天的训练结束啦。您真棒，非常感谢您的配合。您平时在生活中应注意减少用嗓时间，并避免食用辛辣食物。那您好好休息，有任何需要都可以告诉我。

7. 训练后其他事项

清洗双手，并记录老年人的训练情况（如发声时是否遇到困难、发声障碍改善情况等）和下一次训练的时间。

（二）基础发声功能训练的注意事项

（1）对于患有器质性发声障碍的老年人，护理员应注意待老年人的病情稳定之后再指导其进行康复训练。

（2）护理员应提醒老年人注意调整饮食结构，不要过多食用辛辣的、生冷的、熏烤过的食物，以免刺激声带，导致声带肿胀、干燥，从而使嗓音嘶哑。同时，护理员应提醒老年人多饮温水，以保持咽喉部黏膜湿润。

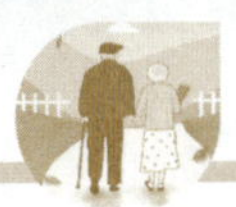

（3）在空气质量不好时，护理员应提醒老年人出门时佩戴口罩，以有效隔绝有害空气。此外，护理员应多对老年人的居室进行通风和消毒。

三、针对不同嗓音异常情况的训练

针对不同嗓音异常情况的训练包括音量异常训练、音调异常训练和音质异常训练，护理员应根据老年人具体的发声障碍症状选择对应的训练方法。

（一）音量异常训练

老年人音量异常主要表现为音量过低。针对这种情况，可采用以下方法进行改善：

（1）提高声门下压力。指导老年人深吸气，然后屏气 1～2 秒，最后咳嗽。

（2）呼吸力量训练。护理员可指导老年人通过吹蜡烛或吹气球的方式来增强呼吸力量。在吹蜡烛时，护理员可提醒老年人采用腹式呼吸的方法，在呼气时吹蜡烛的火苗，使火苗倾斜但不灭。

（3）掩蔽法。首先，护理员可指导老年人在有持续性背景声的情况下发音，并通过调节背景声的大小，使老年人不自觉地提高声门下压力及声带闭合能力，从而矫正音量过低的现象。然后，护理员可将持续性背景声更换为间断性背景声，并逐渐延长间断时间，最终使老年人可在无背景声的条件下进行正常发音。

小贴士

护理员需注意，背景声音调应适中，既要使老年人能够听到且不会对其产生厌烦等不良情绪，又要让老年人在有背景声的情况下能够听到自己的声音。

（4）阶梯式提高音量。护理员可设计一个音量阶梯，指导老年人读单音节词，并在发音过程中根据音量阶梯逐渐提高音量。

（二）音调异常训练

1．声调辨别和发音训练

如果老年人发音时声调单一，且以一声为主，护理员可指导其进行声调辨别训练和发音训练。

（1）声调辨别训练

声调辨别训练可以帮助老年人提高对不同声调的听辨能力，这是进行不同声调发音训练的基础。护理员可以为老年人朗读不同声调的汉字，包括阴平调、阳平调、上声调和去声调，指导老年人分辨每个声调。此外，护理员还可以让老年人尝试跟读，感受不同声调的变化。

（2）发音训练

① 指导老年人进行不同声调汉字的发音训练，以帮助老年人掌握正确的发音方法和技巧。

② 在单个汉字发音训练的基础上，护理员可以指导老年人进行短语和句子的发音训练。在练习时，护理员应告知老年人不必发音过快，但要保证发音的准确性和清晰度。

③ 鼓励老年人在日常交流中尝试运用不同的声调进行表达，并多与其他老年人一起练习，互相纠正错误发音，提高发音水平。

2. **哼唱训练**

护理员选择一首简单、音调变化不大且老年人熟悉的歌曲。将歌曲分成若干个小节，播放或哼唱给老年人听，让老年人逐节练习。在练习过程中，护理员应提醒老年人注意音调的变化，并尽力模仿。此外，当老年人能够准确地哼唱出歌曲时，护理员要给予老年人肯定和表扬。

（三）音质异常训练

音质异常主要表现为声音嘶哑、刺耳或者声音中夹杂着沉重的气息声。进行共鸣训练有助于改善老年人音质异常的情况。下面主要介绍鼻腔共鸣训练，喉腔共鸣训练和鼻、喉腔共鸣交替训练的方法。

1. **鼻腔共鸣训练**

（1）指导老年人发/m/音和/n/音，并在发音时把手放在鼻部，以感受气流通过鼻腔，如图 4-3 所示。

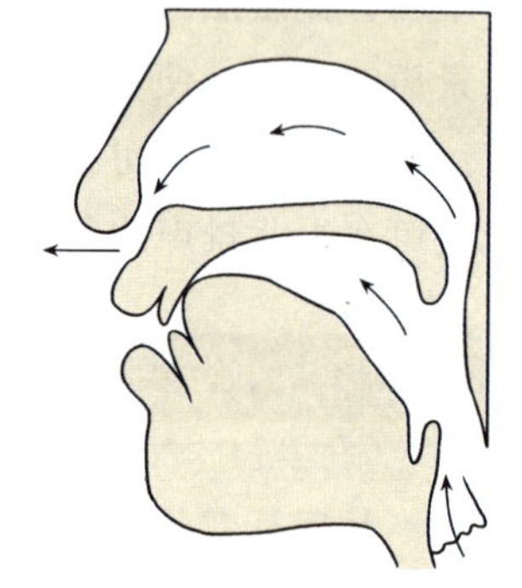
图 4-3　气流通过鼻腔

（2）指导老年人读出以/m/音和/n/音开头的字词或短语，并在两个相同的字词或短语之间加入一个/ɑ/音，如“猫啊猫”“毛巾啊毛巾”“买东西啊买东西”等，以提高老年人的连续发音能力。护理员可根据老年人的具体情况调整难度。

2. **喉腔共鸣训练**

（1）指导老年人发/l/音，并在发音过程中把手放在喉部，感受喉腔共鸣。

（2）指导老年人发以/l/音开头的字词或短语，并在两个相同的字词或短语之间加入一个/ɑ/音，如“冷啊冷”“浪花啊浪花”“辣白菜啊辣白菜”等，以提高老年人的连续发音能力。护理员可根据老年人的具体情况调整难度。

3. **鼻、喉腔共鸣交替训练**

指导老年人交替读出以/m/音（或/n/音）和/l/音开头的词语，并在两个词语之间加入一个/ɑ/音，如“美啊狼”“年糕啊柳树”“拧螺丝啊莲花池”等。

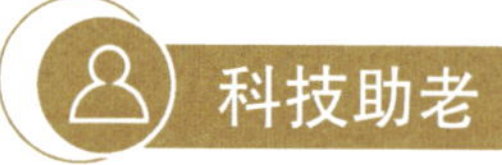

科技助老

可穿戴人工喉

为了帮助患有发声障碍的老年人获得新“声”，我国科学家在智能语音交互方面取得了重要进展，研发出了可穿戴人工喉。

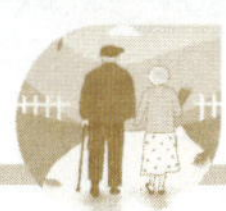

可穿戴人工喉是一枚硬币大小的石墨烯片，使用时将其贴在颈部靠近喉咙处即可。它对低频的肌肉运动、中频的食管振动和高频的声波信息有较高的灵敏度，并具有抗噪声的语音感知能力。它不仅能准确“听”懂老年人想表达的内容，还可以清晰地“说”出来。科学家还利用人工智能模型对可穿戴人工喉感知的信号进行语音识别和合成，实现了对基本语音元素（音素、声调和词语）的高精度识别，以及对模糊语音的识别与再现，为发声障碍者的沟通提供了一种全新的解决方案。

目前，可穿戴人工喉可以初步恢复老年人的语音交流能力，准确率超过 90%。研发人员介绍，可穿戴人工喉在未来还有更大的优化和拓展空间，如提高声音的质量和音量，增加语音的多样性，以及结合其他生理信号和环境信息实现更自然和智能的语音交互，等等。科学家们将通过进一步的研究和合作，让可穿戴人工喉造福更多患有发声障碍的老年人。

（资料来源：邓晖，《我国科学家研发出可穿戴人工喉 还原准确率超 90%》，《光明日报》，2023 年 3 月 19 日）

边学边练

为老年人选择合适的发声障碍康复训练方法

【背景材料一】

马爷爷，68 岁，一年前被诊断为声带麻痹，一个月前入住××养老院。马爷爷经常会出现声音嘶哑、音量小、声音持续时间短、说话时气短、需要经常清嗓等症状。

【背景材料二】

张爷爷，72 岁，三个月前患脑卒中。由于中枢神经受损，张爷爷出现了发声障碍，具体表现为发音嘶哑、低沉、音质异常等。

【练习流程】

（1）3～4 人一组，根据马爷爷和张爷爷的症状，帮助他们选择合适的训练方法。小组成员选出一名代表展示小组的讨论结果，并说明原因。

（2）主讲教师对学生的发言进行点评和总结。

任务二　构音障碍康复训练

情景导入

范爷爷，68 岁。半个月前，范爷爷在起夜时发现右侧肢体无力，但依靠支撑物可独立行走，因此范爷爷没有将这一症状放在心上。十天前晨起时，范爷爷右侧肢体无力症状较之前加重，已无法独立行走，伴有言语不清。

经医生检查，范爷爷被确诊为缺血性脑卒中。目前，范爷爷已脱离生命危险，并被转移到康复中心进行康复治疗。除了右侧肢体瘫痪以外，范爷爷还存在构音障碍。例如，范爷爷在发音时会用/d/音代替/g/音，或者在发/gao/音时省略了声母/g/的发音。

思考：

（1）什么是构音障碍？

（2）护理员应如何帮助范爷爷进行构音障碍康复训练？

一、构音障碍概述

构音障碍是指神经病变后，与言语有关的肌肉麻痹、收缩力减弱、痉挛或运动不协调所致的言语障碍。

运动性构音障碍的类型

构音障碍包括运动性构音障碍、器质性构音障碍和功能性构音障碍。老年人构音障碍大多属于运动性构音障碍，即参与构音的器官（肺、声带、软腭、舌、下颌、唇）的肌肉系统及神经系统发生病变所致的言语障碍。

在引起老年人构音障碍的疾病中，以脑血管疾病最为常见，30%～40% 的患脑血管疾病的老年人会出现构音障碍。出现构音障碍的老年人一般听觉正常，但发音困难、发音不准、咬字不清，症状严重的老年人一次只能说出 2～3 个字，许多老年人还伴有咀嚼、吞咽、控制流涎困难等症状。

二、构音障碍康复训练的方法

（一）构音器官功能训练

加强老年人对舌、唇、下颌、软腭等构音器官的控制，有助于其更好地发音，具体训练流程如下。

1．准备工作

准备压舌板、棉签、纱布、毛巾等物品，采用七步洗手法洗净双手，并佩戴口罩和手套。

2．训练前沟通

简单介绍自己，向老年人介绍本次训练的项目、作用及时长。

3．身体素质评估

查看老年人是否有口腔溃疡、下颌关节脱位等情况。

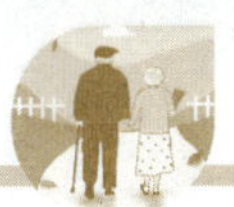

沟通示例

范爷爷，我可以检查一下您的口腔和下颌这些部位吗？只有这些部位情况完好，您才能进行今天的训练，否则会加重您的病情。

4．舌部功能训练

舌部功能训练有助于增强舌部的运动力量，改善舌部运动协调性，缓解舌部感觉障碍，具体步骤如下：

（1）指导老年人用舌尖抵住上颚，保持 5 秒，重复 3～5 次。

（2）指导老年人将舌部向后触碰软腭，然后再回到起始位置，重复 3～5 次。

（3）若老年人可以卷舌，指导老年人将舌部卷起，保持 5 秒。

（4）用棉签蘸取柠檬水，从老年人的舌尖往后划动，以刺激老年人的舌尖向上运动。

（5）用纱布包裹住老年人的舌部，并用拇指和食指将其向外牵拉，注意牵拉过程要缓慢，以免老年人出现恶心的症状。

（6）指导老年人将舌头绕牙齿外侧运动一周，做清洁牙齿状。

（7）将压舌板放在老年人的舌面，指导老年人向后回缩舌头（见图 4-4），使舌尖触碰压舌板。

（8）将压舌板放在老年人嘴唇处，指导老年人伸出舌头（见图 4-5），并用力抵住压舌板做抗阻运动。

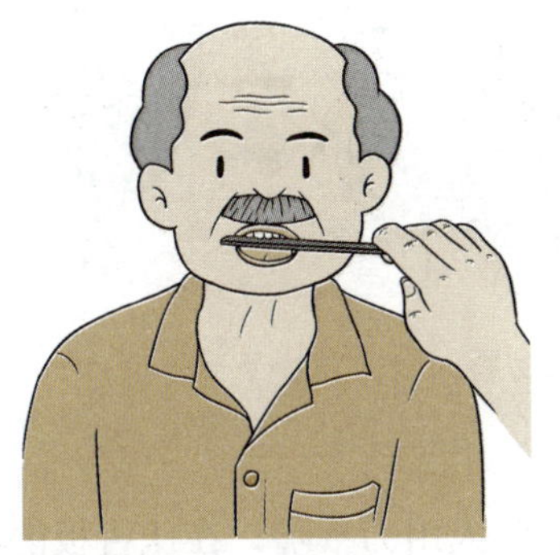

图 4-4　向后回缩舌头

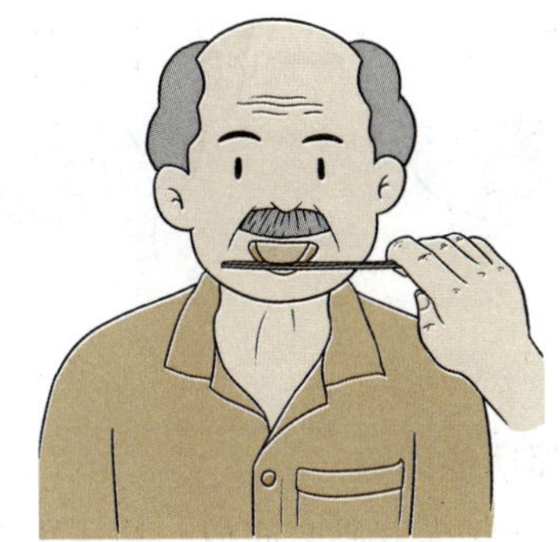

图 4-5　伸出舌头

（9）将压舌板放在老年人唇部的左侧，指导老年人向左伸出舌头（见图 4-6），并用舌尖抵住压舌板做抗阻运动。

（10）将压舌板放在老年人唇部的右侧，指导老年人向右伸出舌头（见图 4-7），并用舌尖抵住压舌板做抗阻运动。

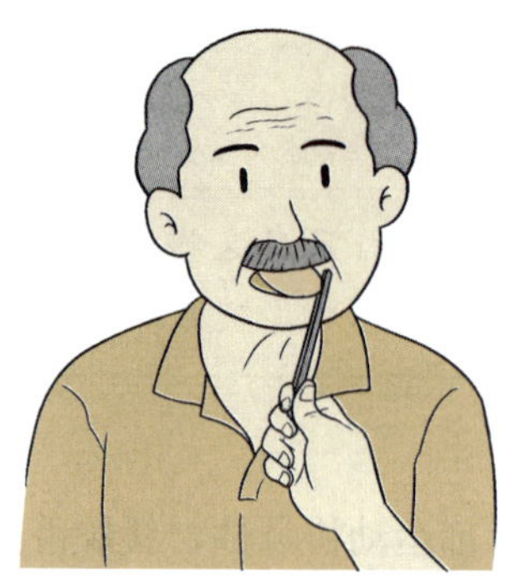
图 4-6　向左伸出舌头

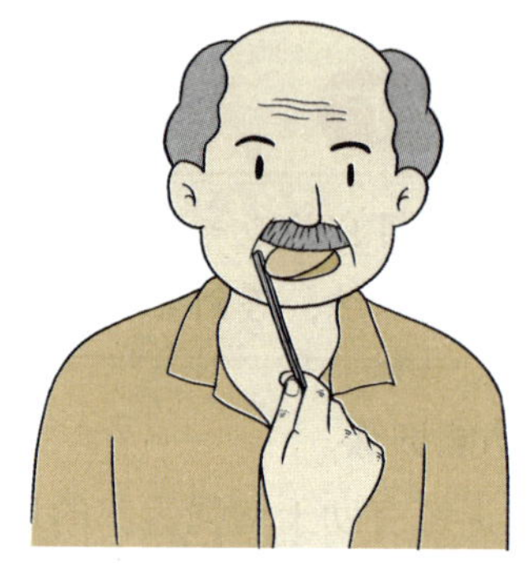
图 4-7　向右伸出舌头

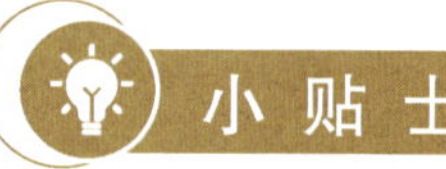

护理员可以在压舌板上涂抹适量花生酱或果酱，通过食物来刺激老年人进行舌部功能训练。

（11）指导老年人闭紧双唇，用舌头交替舔舐两侧口腔，以训练舌部的灵活度。

（12）指导老年人伸出舌头，先舔舐两侧嘴角，然后上下舔舐嘴唇（见图 4-8），每个动作停留 5 秒。

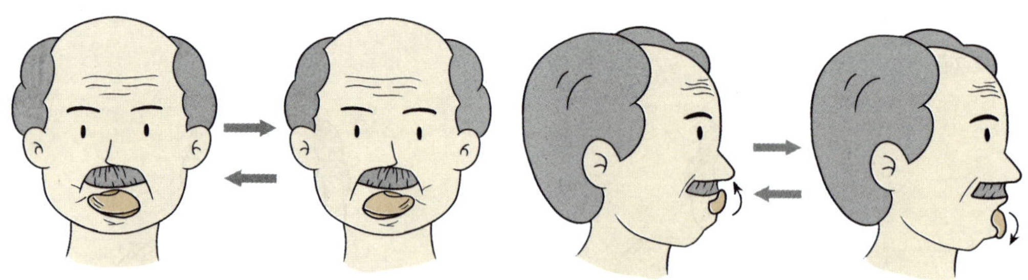
图 4-8　舔舐嘴角和嘴唇

5．**唇部功能训练**

（1）在老年人双唇之间放一块压舌板，并指导老年人用力抿嘴。在压舌板的两侧各放一枚或数枚硬币（根据老年人的唇肌力量调整），指导老年人保持数秒后移开，重复 3～5 次。

（2）在老年人的双唇之间放入纱布条（毛巾、棉棒也可），并向外拉（见图 4-9），指导老年人紧闭双唇并抵抗。护理员还可以将穿有细线的纽扣放在老年人的双唇之间，用手向外拉扯细线，指导老年人抵抗阻力。

（3）指导老年人进行如图 4-10 所示的唇部伸缩训练。护理员可指导老年人在拉伸唇部时发/i/音，在收缩唇部时发/u/音，如此交替。

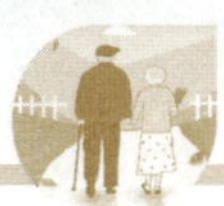

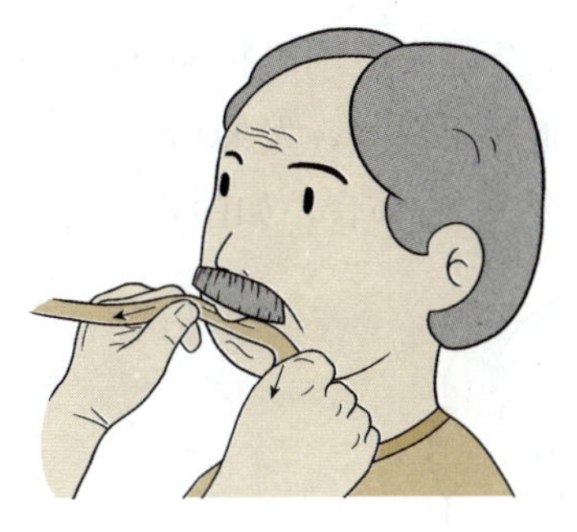

图 4-9　向外拉纱布条

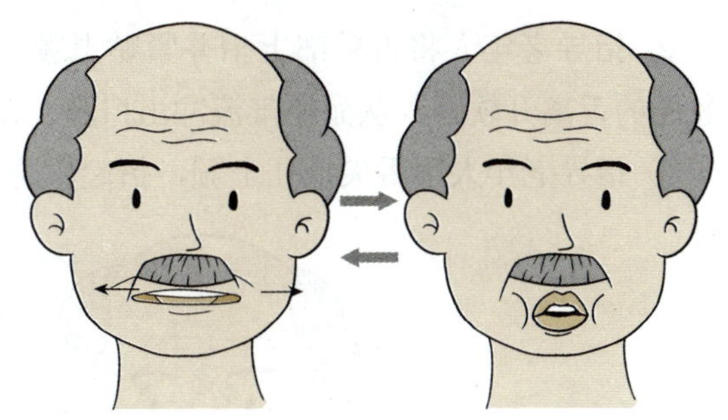

图 4-10　唇部伸缩训练

（4）咬唇音发音训练。指导老年人用上排牙齿咬住下嘴唇，发/f/音。在老年人可熟练发音后，指导老年人读出含有/f/音的词语，如“方法”“付费”“夫妇”“芬芳”等。

（5）闭唇音发音训练。指导老年人发/b/音，在老年人可熟练发音后，指导老年人读出含有/b/音的词语，如“背部”“报表”“步兵”“保镖”等。

（6）用毛巾包裹住冰块，从老年人唇角的斜下方向唇角的方向快速摩擦，再从唇角向面部快速摩擦，以促进嘴角上抬运动。

6．下颌功能训练

（1）指导老年人张口，并保持 5 秒。

（2）指导老年人张口，在老年人的上下门牙之间放入 2 块压舌板，并保持 5 秒。将压舌板向外拉，指导老年人用下颌用力抵抗阻力。逐步增加压舌板的数量，以增加下颌张开的程度，并在每次增加压舌板数量后，指导老年人进行抵抗阻力训练。

（3）在老年人的臼齿之间放入压舌板并向外拉，指导老年人咬住压舌板，使其不被拉出。

（4）指导老年人尽量张开下颌，将压舌板或汤匙放入老年人口中然后拿出，指导老年人在此过程中保持牙齿不触碰压舌板或汤匙。

（5）将 1 块口香糖放入老年人口中，指导老年人用一侧臼齿咀嚼口香糖，然后换到另一侧，直到口香糖没有味道。

7．软腭功能训练

（1）冷刺激软腭

指导老年人张口，用压舌板压住老年人的舌部，手持冰棉棒快速自内而外、自下而上地划过老年人的软腭。

（2）鼓腮训练

指导老年人闭唇鼓腮，用手轻轻挤压其脸颊，查看是否有漏气（气流从鼻腔漏出）现象。若有，可指导老年人发/s/音，并在此过程中尽量控制气流不从鼻腔漏出。

（3）软腭音发音训练

① 指导老年人发短音/ɑ/，重复 3～5 次；然后指导老年人发长音/ɑ/，并持续尽可能长的时间。

② 指导老年人将舌后部上抬并紧贴上颚，使气流通道完全阻塞，同时抬起软腭，使抵住软腭的舌离开软腭，从而使气流冲出口腔，发/k/音，然后加入元音/ɑ/，发/kɑ/音。

③ 指导老年人用舌尖抵住上颚，抬起软腭，先发/l/音，然后发/lɑ/音，如图 4-11 所示。

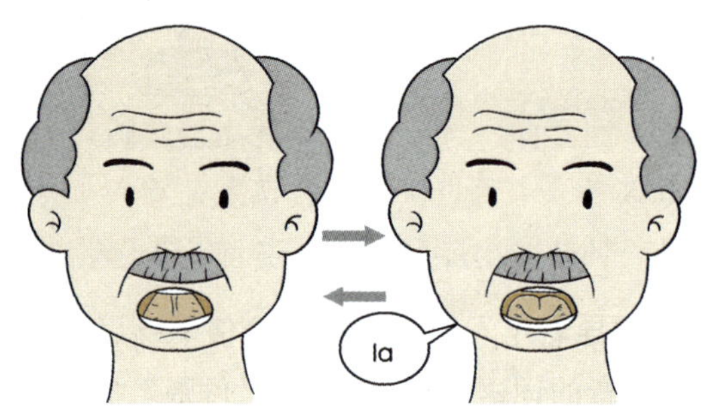

图 4-11　发/lɑ/音的方法

8．训练后沟通

告知老年人本次训练已结束，询问老年人构音器官是否有不适感，提醒老年人平时应坚持刷牙和漱口，保持口腔卫生。

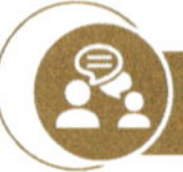

沟通示例

范爷爷，我们今天的构音器官功能训练结束啦。您觉得舌部、唇部、下颌、软腭这些部位有不适感吗？您在平时一定要注意保持口腔卫生，坚持刷牙和漱口哦。那我明天再来陪您一起训练。

9．训练后其他事项

清洗双手，并记录老年人的训练情况和下一次训练的时间。

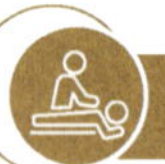

边学边练

指导陈爷爷进行构音器官功能训练

【背景材料】

陈爷爷，75 岁，两个月前因脑出血导致左侧肢体活动不便，并伴有构音障碍，常常发音不准、发音不清。

【练习流程】

（1）两人一组，分别扮演陈爷爷与护理员，进行构音器官功能训练。在进行刺激软腭等操作时，可借助口腔模型。一组训练完成之后可交换角色再次练习。

（2）小组成员在练习结束后交流：对方在扮演护理员时是否存在问题，如动作是否轻柔、是否向老年人讲解清楚发音的方法和技巧等。

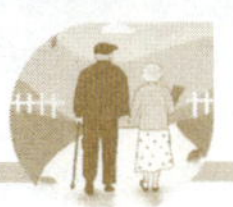

（二）发音训练

发音训练是指采用听、视、发音等方式对中枢神经系统、周围神经系统损伤或病变导致的发音异常进行治疗的方法，具体训练方法包括以下几种。

1．推撑法

（1）护理员可与老年人掌心相对而立，并用力向前推，同时说“一、二、三、四、五”，每发出一个音便向前用力推一次。

（2）指导老年人用双手撑住墙面或桌面，并用力推（见图 4-12），同时发/ɑ/音，发音时可与叹气样发声结合。待老年人掌握发音技巧后，可指导老年人发/kɑ/、/gɑ/等音。

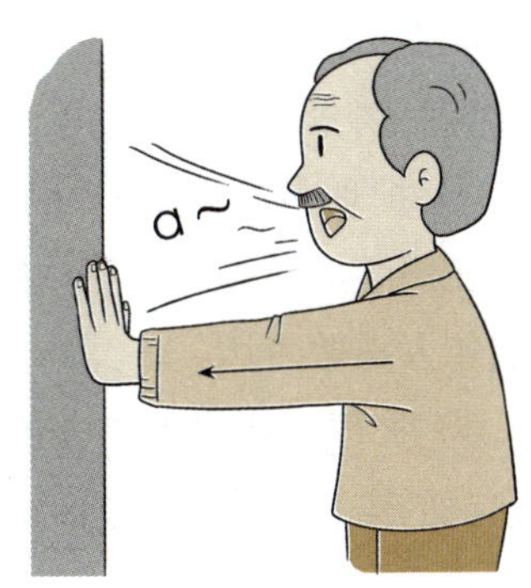

图 4-12　用力推墙面

2．声母、韵母发音训练

护理员应先指导老年人练习韵母发音，再练习声母发音。待老年人熟练掌握后，可指导老年人将声母与韵母结合起来。老年人在发音过程中常会出现发音不准的情况，下面介绍几种纠正常见错音的训练方法。

（1）分辨平舌音和翘舌音训练

护理员应告知老年人发平舌音和翘舌音时最大的区别在于舌尖的位置，发翘舌音（如/zh/、/ch/、/sh/）时应将舌尖翘起，而发平舌音（如/z/、/c/、/s/）时应将舌尖向前平伸。护理员应指导老年人多将这两种音进行对比并练习，掌握两种音的区别。

（2）分辨送气音和不送气音训练

护理员可在老年人唇部前方放置一张薄纸，指导老年人分别发送气音和不送气音，让老年人观察发两种音时薄纸是否有受气流影响而振动。

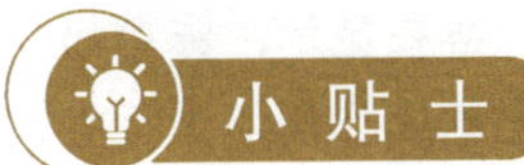

小贴士

护理员在指导老年人进行声母、韵母发音训练时，可借助以下方式：

（1）护理员可借助口腔结构图或口腔模型，帮助老年人了解发音部位和机制，并指出老年人存在的问题，以确保老年人找到准确的发音部位。

（2）护理员可准备一面镜子，指导老年人在发音时观察镜中的自己，从而找到正确的发音方式。

（3）护理员可采用播放音频的形式，先让老年人辨析音频中的发音是否存在错误，然后指导老年人用录音设备将自己的声音录制下来，并辨析自己的发音是否正确。

3．参与社交活动

若老年人已掌握大部分发音技巧，护理员可鼓励其多参与社交活动，这样不仅可以进一步纠正老年人的发音，还可以提高老年人的社交能力和表达能力。下面介绍两种可促进老年

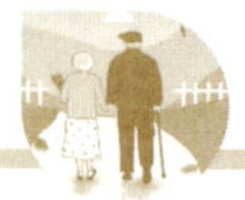

人构音障碍康复的社交活动。

（1）游戏

① 护理员组织4～6名患有构音障碍的老年人参与游戏。

② 护理员为老年人选择合适的游戏，如吹气球比赛、传球、击鼓传花等，并设置奖励机制。护理员需注意，游戏难度既要在老年人的能力范围之内，又要具有一定的挑战性。

③ 鼓励老年人在游戏过程中清晰发音，并在游戏后组织老年人进行交流，互相指出优点及缺点。

（2）情景训练

① 护理员组织2～3名患有构音障碍的老年人，为老年人设定一些情景，如在饭店点菜、在服装店买衣服、在马路上问路等，指导老年人扮演情景中的角色，并在训练过程中鼓励老年人勇敢表达。

② 护理员找出老年人的发音问题并纠正，同时提醒老年人注意语速、语调、重音等，使自己的语言更自然、更清晰。

任务三　吞咽障碍康复训练

情景导入

刘奶奶，72岁。一个月前，刘奶奶发现自己在吃米饭等硬质食物时难以吞咽下去，而食用稀饭时又经常呛咳，常常吃一顿饭需1个多小时，且进食过程非常痛苦。

家里人带刘奶奶去了医院，医生对刘奶奶进行了吞咽功能评估。结果显示，陈奶奶与吞咽相关的肌肉出现了萎缩，导致食管狭窄，影响吞咽功能。医生建议陈奶奶进行吞咽障碍康复训练。

于是，陈奶奶来到了所在社区的为老服务中心进行训练，经过一段时间的训练，陈奶奶的进食时间比之前缩短了一大半，呛咳的次数也减少了许多。

思考：

（1）老年人吞咽障碍的症状有哪些？

（2）吞咽障碍康复训练的方法有哪些？

一、吞咽和吞咽障碍概述

吞咽是食物经咀嚼而形成的食团由口腔经口咽、食管运送入胃的过程。正常的吞咽过程包括认知期、准备期、口腔期、咽期和食道期。

认知期是认知食物种类、性质的阶段，该阶段可促进唾液、胃液的分泌；准备期是将进

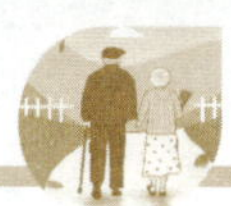

入口中的食物咀嚼和磨碎，进而形成食团的过程（见图 4-13）；口腔期是指从舌部推进食团开始向后运动到食团进入口咽之前的过程（见图 4-14）；咽期是指食团从进入口咽开始到进入食道之前的过程，咽食时会厌下降，盖住气管的顶部，从而有效地封闭气管的入口（见图 4-15）；食道期是食团由食道入口处移送至胃部入口处的阶段（见图 4-16）。

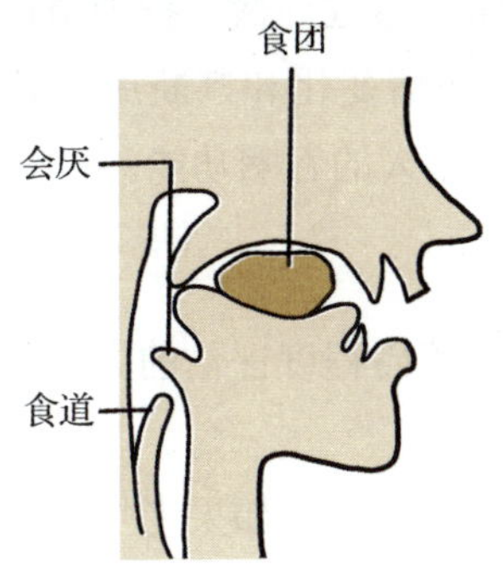

图 4-13 准备期

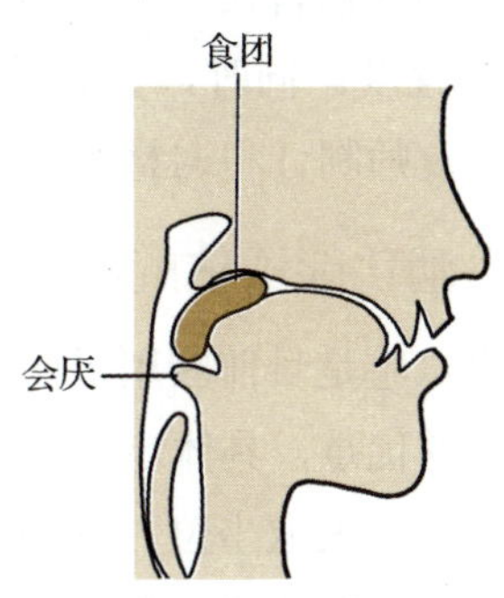

图 4-14 口腔期

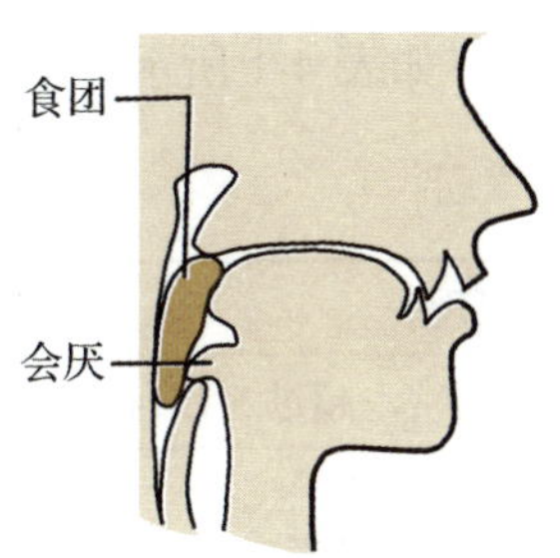

图 4-15 咽期

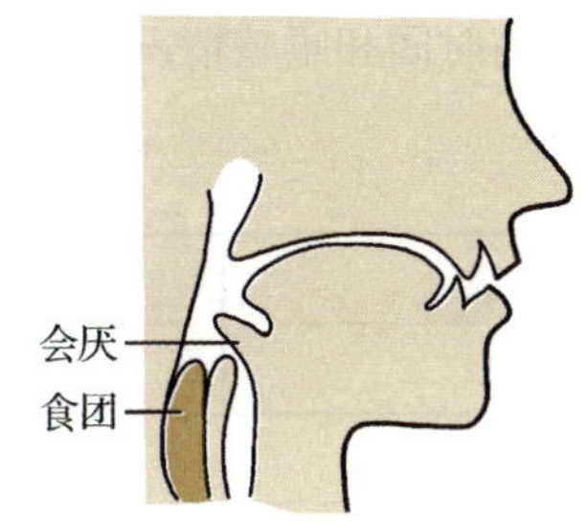

图 4-16 食道期

老年人吞咽障碍是指由于口腔前部到胃部入口的吞咽通道中的某一部分发生病变，吞咽反射径路的某一部位受损或受到邻近病变的影响，而不能顺利将食物由口送入胃中的现象。

二、老年人吞咽障碍的症状

老年人吞咽障碍的主要表现有：口水或食物从口中流出，长时间将食物停留在口腔内不能吞咽，食物或水从鼻腔流出，食物粘在口腔或喉咽部，进食或喝水时出现呛咳，声音嘶哑，咀嚼困难或疼痛，等等。

吞咽障碍常常会带来很多并发症。例如，患有吞咽障碍的老年人常常会出现误吸（见图 4-17），即食物、水、口腔分泌物或反流的胃内容物进入气管的现象，引起肺部感染，甚至导致窒息而危及生命。此外，患有吞咽障碍的老年人还会因进食困难而引起水、电解质及营养物质摄入不足，出现严重的营养不良。

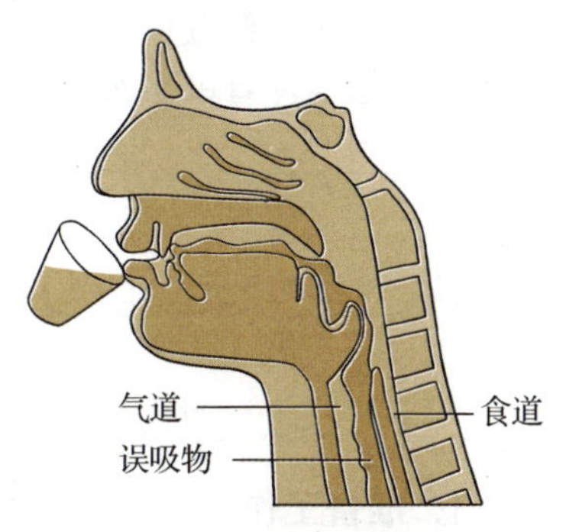

图 4-17 误吸示意图

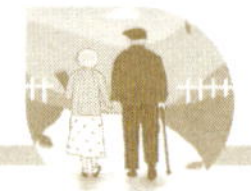

三、吞咽功能评估

（一）吞咽功能评估的目的

吞咽功能的评估旨在确定老年人的吞咽功能是否正常。通过评估，护理员可以了解老年人吞咽障碍的程度。同时，评估的结果也可以作为观察病情变化和判断康复效果的重要指标，以帮助康复师制订和调整康复训练计划，从而改善老年人的吞咽功能。

（二）吞咽功能评估的方法

洼田饮水试验是目前应用最广的早期误吸筛查和吞咽障碍程度评估的方法，具有简易、方便、可重复的优点，具体步骤如下：

（1）指导老年人取坐位，并用茶匙饮水（每茶匙 5～10 mL）。如果老年人出现呛咳，可直接判断老年人吞咽功能异常。

（2）若老年人没有出现呛咳，可指导老年人饮用 30 mL 温水，并记录饮水情况。根据老年人饮水所需时间和呛咳情况，可将吞咽功能分为Ⅰ～Ⅴ级，如表 4-1 所示。

表 4-1　洼田饮水试验分级及吞咽表现

分级	吞咽表现
Ⅰ级	可一次饮完，无呛咳，5 秒内喝完为正常，超过 5 秒为可疑吞咽障碍
Ⅱ级	分两次以上饮完，无呛咳，为可疑吞咽障碍
Ⅲ级	可一次饮完，但有呛咳，确定有吞咽障碍
Ⅳ级	分两次以上饮完，且有呛咳，确定有吞咽障碍
Ⅴ级	常常呛住，难以全部喝完，确定有吞咽障碍

小贴士

若老年人佩戴假牙，应让老年人在评估前脱下假牙，并确保老年人口中没有食物。此外，评估过程中老年人饮用的水须为温开水，不能用冰水，也不能用饮料或汤。

四、吞咽障碍康复训练的方法

（一）吞咽障碍基础训练

1．准备工作

采用七步洗手法洗净双手，并佩戴口罩和手套。

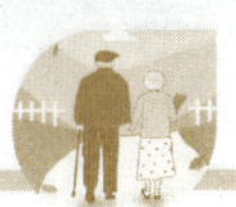

2．训练前沟通

简单介绍自己，向老年人介绍本次训练的项目及作用，询问老年人近日进食时的吞咽情况，并安抚老年人的情绪。

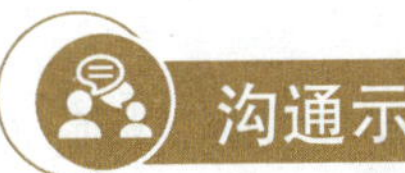

沟通示例

刘奶奶您好，我是您的护理员小李，可以告诉我您的床号和姓名吗？您近日饮食时吞咽的情况怎么样呢？没关系的，我们今天要进行吞咽障碍康复训练，经过一段时间的训练以后，您的病情一定会得到缓解的。那我们开始吧。

3．身体素质评估

查看老年人的咽喉是否有感染的现象。

4．颈部放松及口周肌群训练

颈部放松及口周肌群训练可参考前文所介绍的颈部放松训练、舌部功能训练、下颌功能训练、唇部功能训练中的唇部伸缩训练。

5．吞咽动作训练

（1）连续吞咽

指导老年人连续吞咽 2～3 次。在吞咽的过程中，护理员可将手放在老年人的喉部（见图 4-18），感受喉部上提。

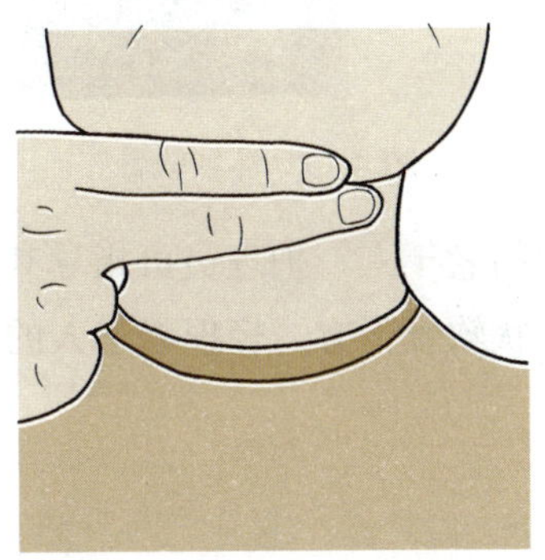

图 4-18　将手放在老年人的喉部

（2）转头吞咽

指导老年人先将头转向左侧，做吞咽动作；然后将头转向右侧，再次做吞咽动作。

（3）点头吞咽

指导老年人用手扶住椅子或床旁的扶手，将身体向前倾并点头，可在点头的同时做吞咽动作。

（4）屏气吞咽

指导老年人先深吸一口气，屏住气后做吞咽动作。

6．冰刺激训练

使用冰棉棒刺激老年人的软腭、腭弓、舌根及咽后壁等部位，然后指导老年人做吞咽动作。护理员可在进食前指导老年人进行该训练，每日 3 次，每次 10 分钟。

7．咳嗽训练

咳嗽训练可以使老年人掌握咳嗽技巧，提高咳嗽效率，从而减少误咽、误吸或吸入性肺炎等吞咽障碍并发症的发生。在训练时，护理员可指导老年人先深吸一口气，然后屏气 1～2 秒，最后腹部用力，做咳嗽的动作。

8．门德尔松手法

门德尔松手法可改善患者吞咽过程中的喉部上抬动作，使食物顺利进入食管，适用于喉部上提无力的吞咽障碍患者，具体操作流程如下：

（1）对于可以保持喉部上抬的老年人，护理员可指导其做吞咽动作，并在喉部上抬时用舌部顶住软腭，屏住呼吸，保持数秒。在此过程中，护理员可以让老年人将手指置于环状软骨（见图 4-19）上，感受喉部上抬。

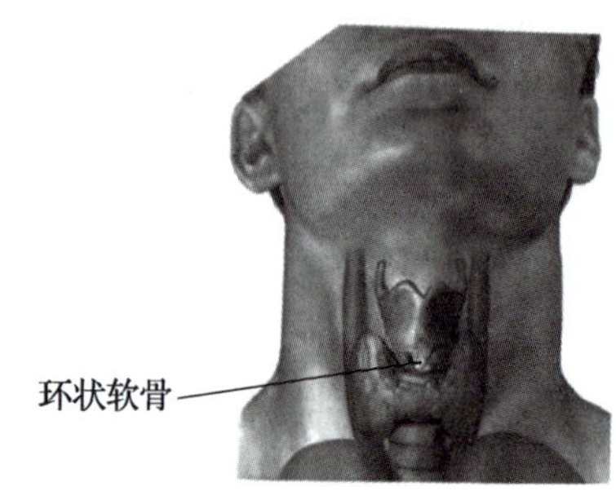

图 4-19　环状软骨

（2）对于无力保持喉部上抬的老年人，护理员可指导其做吞咽动作，在老年人的喉部开始抬高时，将拇指和食指置于环状软骨下方，轻捏老年人的喉部并上推，然后固定，保持数秒后松开。

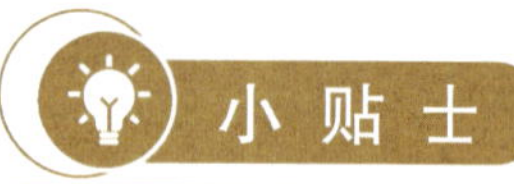

护理员应注意施加外力的位置和力度，以免诱发老年人的咳嗽反射。同时，应注意提醒老年人保持颈部放松。

9．训练后沟通

告知老年人本次训练已结束，鼓励老年人保持积极的情绪。

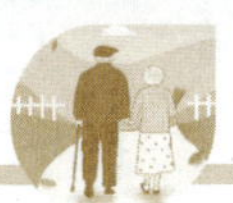

沟通示例

刘奶奶，我们今天的训练结束啦，非常感谢您的配合。您不要气馁，一定要保持乐观、积极的情绪，并坚持训练，相信您一定会康复的。

10. 训练后其他事项

清洗双手，并记录老年人的训练情况和下一次训练的时间。

（二）摄食训练

摄食训练适用于经过一段时间的吞咽障碍基础训练之后，吞咽功能有所恢复的老年人，具体训练流程如下。

1. 准备工作

准备营养餐一份（应为质地软烂的食物）、温水一杯，采用七步洗手法洗净双手，并佩戴口罩和手套。

2. 训练前沟通

简单介绍自己，向老年人介绍本次训练的项目，并让老年人在进食前饮用少许温水。

沟通示例

刘奶奶您好，我是您的护理员小李，可以告诉我您的床号和姓名吗？经过这段时间的训练，您的吞咽功能有所恢复，我们今天来进行摄食训练。我给您准备了一份营养餐和一杯温水，您先喝点水，润湿一下喉咙吧。

3. 身体素质评估

查看老年人的咽喉是否有感染的现象。

4. 调整进食体位

护理员应根据老年人的身体状况来调整进食体位。若老年人的身体条件不允许采取坐位进食，可采用30°或60°半卧位，指导老年人将颈部前屈，并从老年人的健侧喂食。喂食时，护理员应与老年人保持同一高度，以免造成老年人吞咽困难。

5. 连续吞咽

在老年人健侧舌面后方放入一小口食物，并指导老年人在将食物吞咽下去后，再连续进行几次吞咽，使得口腔内的残留食物吞咽下去，然后再喂下一口食物。护理员应控制老年人进食的一口量，一开始训练以1～5 mL为宜。随着老年人吞咽功能的恢复，可逐步增加一口量。若老年人在进食时出现呛咳现象，应立即停止进食，使老年人取侧卧位，轻叩其背部，鼓励其将食物颗粒咳出。

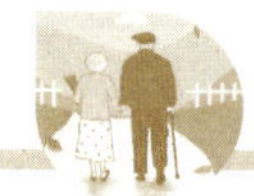

6. **点头样吞咽**

在老年人健侧舌面后方放入一小口食物，指导老年人先将头部后仰，然后低头做吞咽动作。

7. **转头吞咽**

老年人的梨状隐窝（喉腔入口处较深的隐窝）处容易滞留食物，护理员可指导老年人交替将头部转向两侧，再低头做吞咽动作。

8. **屈颈缩下颌吞咽**

指导或协助老年人在健侧舌面后方放入一小口食物，并屈颈使下颌后缩，以增加吞咽时向下推挤食物的力量。这种方法有利于吞咽反射迟缓的老年人进行充分的吞咽。

9. **训练后沟通**

告知老年人本次训练已结束，并向其强调在平时进食时需注意的事项。

沟通示例

刘奶奶，我们今天的训练结束啦，非常感谢您的配合。您平时在进食时应选择软烂的食物，这样不仅有利于您吞咽，还有利于消化。另外，您进食时一定要细嚼慢咽，切勿心急。那您好好休息，我明天再来看您。

10. **训练后其他事项**

清洗双手，并记录老年人的训练情况（如是否在进食时出现呛咳和误吸的现象、进食所需的时间等）和下一次训练的时间。

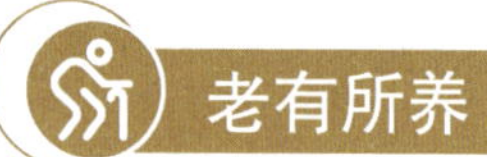

老有所养

特护食品为老年人提供更多膳食选择

为了积极响应 2022 年全国科技活动周，北京市营养源研究所（以下简称“研究所”）主办了一场主题为“中央健康厨房老年膳食”的科普沙龙，科研人员、街道社工、营养师及部分老年人代表共同体验了一场营养健康盛宴。

研究所的科研人员特意为存在咀嚼和吞咽障碍的老年人研发出了一种特护食品。据介绍，科研人员在制作该特护食品时，调整了食物的物理状态，使得食物更容易吞咽，有效避免了老年人因噎食导致的呛咳，为患有咀嚼和吞咽障碍的老年人提供了适口性强、营养均衡的饮食。

特护食品维护了老年人经口进食的能力和权利，提高了老年人进食的乐趣和尊严，并能有效保障老年人摄入均衡、充足的营养。

（资料来源：胡利娟，《特护食品为老年人提供更多膳食选择》，《科普时报》，2022 年 9 月 16 日）

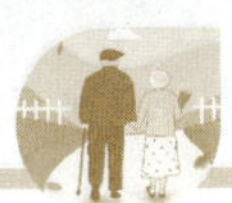

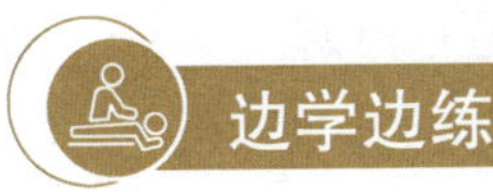

边学边练

帮助护理员小李纠正训练过程中的不当操作

【背景材料】

陈奶奶，73 岁。最近陈奶奶总感觉食欲差、乏力，还经常发烧。经医生检查，陈奶奶咽部有大量食物残留，且吞咽障碍导致误吸并引发了肺炎。经治疗，陈奶奶的病情得到了控制。

护理员小李指导陈奶奶进行了摄食训练，下面是小李在帮助陈奶奶进行训练时的操作：

（1）小李喂陈奶奶食用了米饭、饼干等硬质食物。

（2）小李按图 4-20 所示的动作为陈奶奶喂食。

（3）小李在陈奶奶健侧舌面后方放入一大口食物，并指导陈奶奶进行连续吞咽。

（4）陈奶奶在进食时出现了呛咳的现象，小李立即停止喂食，并轻叩陈奶奶的背部，帮助陈奶奶将食物颗粒咳出。

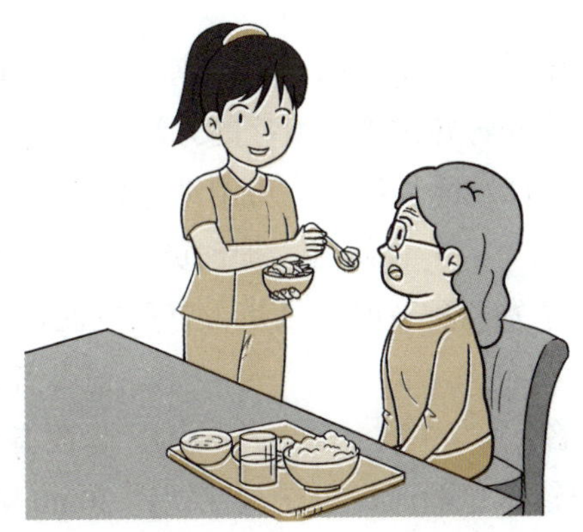

图 4-20　小李的喂食动作

【练习流程】

两人一组，找出小李的操作有哪些不当之处，并说明原因。

学习成果自评

1. 填空题

（1）老年人发声障碍的类型可分为____________、____________和____________。

（2）针对不同嗓音异常情况的训练包括__________训练、__________训练和__________训练，护理员应根据老年人具体的发声障碍症状选择对应的训练方法。

（3）如果老年人发音时声调单一，且以一声为主，护理员可指导其进行声调________训练和________训练。

（4）在引起老年人构音障碍的疾病中，以____________最为常见。

（5）____________是目前应用最广的早期误吸筛查和吞咽障碍程度评估的方法，具有简易、方便、可重复的优点。

（6）____________可改善患者吞咽过程中的喉部上抬动作，使食物顺利进入食管，适用于喉部上提无力的吞咽障碍患者。

2. 选择题

（1）在指导老年人进行伸缩唇部训练时，可指导其发（　　）。

A. /f/音和/h/音　　B. /d/音和/l/音

C. /i/音和/u/音　　D. /m/音和/n/音

（2）关于指导老年人进行构音器官功能训练，以下说法正确的是（　　）。

A. 可指导老年人进行咬唇音（如/b/音）发音训练来锻炼老年人的口唇运动

B. 可指导老年人用舌尖抵住上颚，抬起软腭，先发/l/音，然后发/lɑ/音来进行软腭功能训练

C. 构音器官功能训练是采用听、视、发音等方式对中枢神经系统、周围神经系统损伤或病变导致的发音异常进行治疗的方法

D. 指导老年人进行舌部功能训练时，可用纱布包裹住老年人的舌部，用力牵拉

（3）指导老年人进行分辨（　　）训练时，护理员可在老年人唇部前方放置一张薄纸，指导老年人发音，让老年人观察发两种音时薄纸是否有受气流影响而振动。

A. 平舌音和翘舌音　　B. 前鼻音和后鼻音

C. 送气音和不送气音　　D. 舌面音和舌根音

（4）若老年人在进行洼田饮水试验时，可一次性饮完 30 mL 温水，但有呛咳，则其吞咽功能为（　　）级。

A. Ⅰ　　B. Ⅲ　　C. Ⅳ　　D. Ⅱ

（5）（　　）适用于经过一段时间的吞咽障碍基础训练之后，吞咽功能有所恢复的老年人。

A. 摄食训练　　B. 咳嗽训练

C. 颈部放松及口周肌群训练　　D. 门德尔松手法

3. 简答题

（1）简述指导老年人进行舌部功能训练的方法。

（2）简述洼田饮水试验的步骤和评估标准。

（3）简述指导老年人进行基础发声功能训练中放松训练的方法。

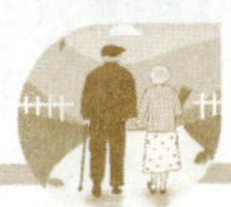

学习成果评价

请进行学习成果评价，并将评价结果填入表 4-2 中。

表 4-2　学习成果评价表

班级		组号		日期	
姓名		学号		主讲教师	
项目名称	老年人言语与吞咽障碍康复训练				
评价项目	评价内容			分值	评分
理论知识 10%	老年人发声障碍的类型			5	
	老年人吞咽障碍的症状			5	
实践技能 70%	能够正确指导老年人进行基础发声功能训练			10	
	能够正确指导不同嗓音异常情况的老年人进行发声训练			10	
	能够正确指导老年人进行构音器官功能训练			10	
	能够正确指导老年人进行发音训练			10	
	能够正确指导老年人进行吞咽功能评估			10	
	能够正确指导老年人进行吞咽障碍基础训练			10	
	能够正确指导老年人进行摄食训练			10	
综合素养 20%	积极参加教学活动，主动学习、思考、讨论			5	
	具备良好的学习态度			5	
	传承中华传统美德，树立尊老、爱老、敬老、孝老和助老理念			5	
	增强对养老护理行业的信心，自觉投身养老护理行业，努力成长为有理想、有责任、有担当的“青春养老人”			5	
合计				100	
自我评价					
教师评价					

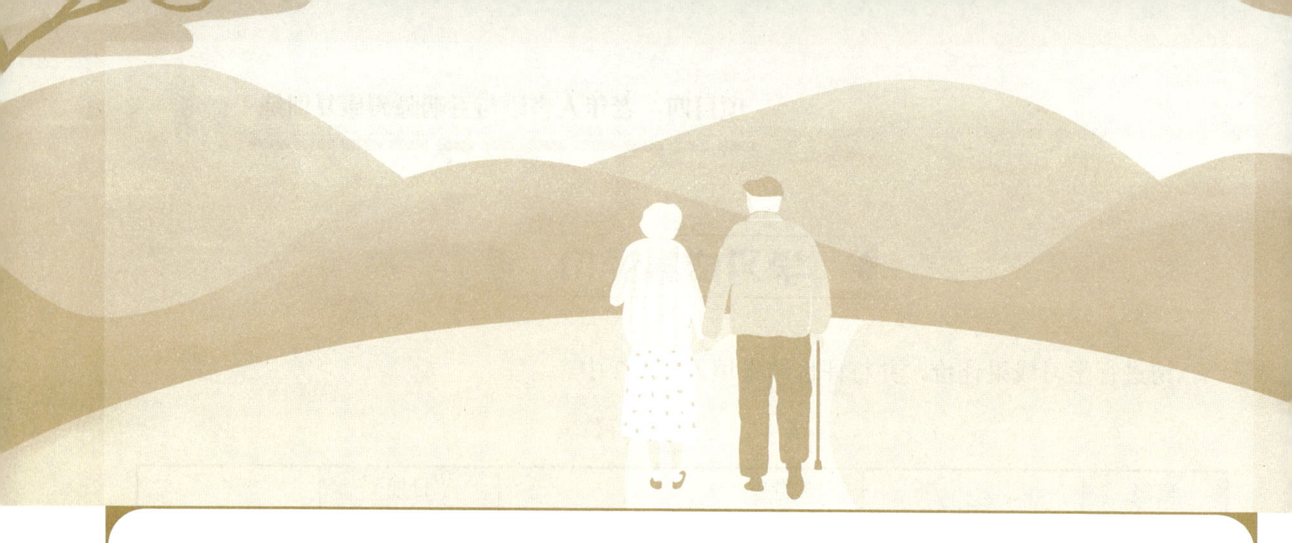

项目五 老年人康乐活动训练

项目引言

老年人康乐活动是指根据老年人的心理、生理等特点，组织相应的语言交流活动、肢体活动等，老年人康乐活动可以满足老年人心理和生理需要，增强老年人身体素质，提高其生活质量。老年人康乐活动的形式多种多样，本项目主要介绍指导老年人参加绘画活动、手工活动、娱乐活动和使用社区用健身器材的方法，护理员应灵活掌握这些方法，以达到帮助更多老年人提高生活自理能力、享受幸福晚年生活的目的。

任务清单

完成一项学习任务后，请在对应的方框中打钩。

课前预习	□	预习课本知识
	□	对老年人康乐活动训练的方法有初步的了解
	□	通过网络搜集有关老年人康乐活动训练的资料和案例
课堂学习	□	了解老年人康乐活动训练的方法
	□	掌握指导老年人参加绘画活动、手工活动、娱乐活动和使用社区用健身器材的流程
	□	培养创新思维，提高组织协调能力，能够组织老年人进行康乐活动，激发他们的参与热情
实训练习	□	完成“边学边练”模块的实训操作并交流心得
	□	完成“学习成果自评”与“学习成果评价”
	□	提高职业素养，能运用所学知识处理训练过程中的突发情况

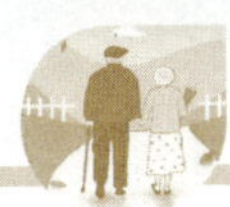

任务一　绘画活动和手工活动指导

情景导入

【情景一】××养老院为了丰富老年人的晚年生活，提高其动手能力，锻炼其手眼协调性和思维创造性，开展了“巧手绘心作，夕阳别样红”老年绘画活动。

活动中，工作人员先为老年人分发了彩色铅笔和纸张，讲述了涂色技巧，并鼓励老年人要敢于想象和创作，根据自己的所思所想来绘画。随后，老年人开始了创作，他们自己选色涂画，绘制出了一幅幅精美的作品。在创作过程中，老年人彼此交流、互相帮忙、互相欣赏，现场氛围温馨和谐。

【情景二】为了让老年人体会到老有所学、老有所乐、老有所艺，丰富老年人的晚年生活，营造温馨和谐的氛围，××养老院举办了名为“银龄巧手”的老年人手工活动。

活动现场，工作人员带领老年人一起做健康手指操，指导老年人进行折纸、刺绣、贴画等一系列手工活动。整个现场弥漫着欢声笑语，在完成作品的那一刻，所有老年人都非常高兴，有老年人表示：“想不到我年纪这么大了，还能制作出这么好看的手工作品！”

此次手工活动不仅锻炼了老年人动手动脑的能力，增强了他们的成就感和满足感，还加深了老年人之间的互动交流，让他们在艺术中放松身心、陶冶情操。

思考：

（1）参加绘画活动和手工活动对老年人有哪些作用？

（2）适合老年人参加的绘画活动和手工活动有哪些？

一、绘画活动

绘画活动不仅可以锻炼老年人的手眼协调能力，提高精细动作的准确性，还可以帮助老年人缓解压力和焦虑的情绪，让他们在轻松愉快的氛围中进行创作和社交，从而提高心理健康水平。此外，老年人还可以通过绘画来激发自己的创造力，表达自己的想法和情感。

（一）个人绘画活动

1．准备材料

为老年人准备好绘画所需的材料，如画笔、纸张、橡皮擦等。此外，为了保护和展示老年人的绘画作品，护理员还可以准备一些裱画框和展示架。

2．示范

（1）护理员先选择一个主题，使用画笔进行绘画，为老年人示范。

（2）护理员在示范过程中应教老年人一些绘画的方法。例如，先用画笔勾勒出形状，然后选择合适的颜色进行填充。在示范过程中，还可以为老年人讲解一些基本的绘画技巧。例如，如何运用线条来表现绘制对象，如何运用色彩来表现图形的纹理，等等。

3．指导老年人绘画

（1）鼓励老年人自己构思绘画主题，若老年人不知道如何构思，护理员可给予老年人一些引导，或指导老年人进行临摹。

（2）护理员指导老年人运用刚刚示范的方法和技巧进行绘画（见图 5-1），在老年人绘画的过程中，护理员应鼓励老年人发挥自己的想象力和创造力，表达自己的个性和情感。此外，护理员应保持耐心和细心，多表扬老年人。

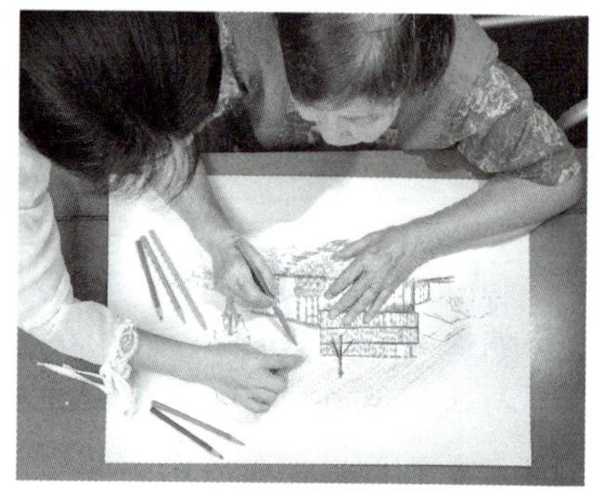

图 5-1　正在绘画的老年人

4．装裱

当老年人的绘画作品完成后，护理员可以使用裱画框与老年人一起将作品进行装裱，以使作品免受损坏或污染。然后将装裱好的绘画作品展示在老年人自己的房间或公共区域，以增强老年人的自信心和满足感。护理员还可以组织一些小型的展示活动，让老年人可以欣赏其他人的作品，并进行互动。

（二）团队绘画活动

1．共同创作

（1）护理员可组织社区或养老机构的老年人进行团队绘画活动。在团队绘画活动开始之前，护理员应先确定一个绘画主题，如节日主题或风景主题。

（2）指导老年人进行分工合作，护理员可以为老年人分配任务，或由老年人自己挑选擅长的任务。例如，一些老年人负责勾勒形状，一些老年人负责填充颜色和完善细节等，以充分发挥每位老年人的特长和优势。

（3）在完成共同创作之后，护理员引导老年人分享自己的想法和经验，以增强老年人的团队协作能力。

2．绘画比赛

（1）绘画作品比赛

① 在组织绘画作品比赛之前，护理员需要确定比赛的规则，包括时间限制、材料和创作要求等。这些规则应该简单明了，使每位老年人都能理解并遵守。

② 在比赛过程中，护理员应鼓励每位老年人充分展示自己的能力，并在绘画作品中表达自己的情感。

③ 在创作结束之后，护理员可以将老年人的作品进行展示，并组织匿名投票。

④ 护理员可以为得票数最高的老年人颁发奖品（如小礼品、证书等）。

（2）绘画接力比赛

① 护理员将老年人分成若干小组（每组 3～4 位老年人），并为每个小组指定一个主题，如“动物世界”“花卉展览”等。

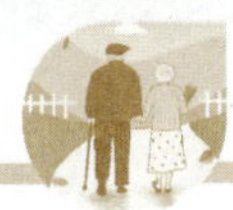

② 各小组的老年人需要轮流进行绘画创作。第一位老年人可以根据主题选择一个元素进行创作，完成后将画笔和纸传递给下一位老年人，由下一位老年人进行进一步的创作，以此类推（每位老年人创作的时间固定）。

③ 各小组将作品展示出来，由其他小组进行评价和投票。

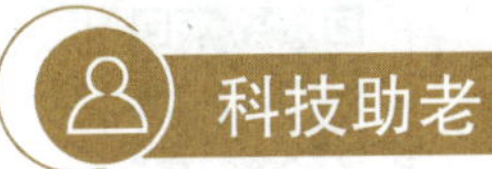

AI 赋能银龄生活，重阳共绘美好时光

2025 年 10 月 29 日，一场别开生面的人工智能科普活动在绍兴市老年大学温情上演。杭州市人工智能学会与杭州电子科技大学联合举办了 AI 赋能智能硬件科普系列活动之“银龄绘 AI，重阳印美好”，让前沿的 AI 技术为节日增添别样的色彩与乐趣。

在活动现场，指导老师以重阳节为主题，耐心、细致、手把手地教导老年人如何运用 AI 绘图工具。从输入简单指令生成一幅意境悠远的秋日画卷，到设计一张专属的节日祝福海报，再到对个人珍藏的老照片进行智能修复与艺术化润色，每一个步骤都充满了新奇与惊喜。老年人戴着老花镜，认真地在平板电脑或手机上尝试操作。当看到自己输入的文字“变”成一幅精美的图画，或看到旧照片“焕发新颜”时，现场不时爆发出阵阵惊叹和欢快的笑声。

活动的最后，老年人将自己最满意的 AI 作品在现场打印出来。一张张承载着科技创意与节日祝福的相纸，不仅记录了他们学习的成果，更记录了重阳佳节的美好瞬间。许多老年人都表示要将这张独特的 AI 作品带回家，与家人分享这份来自科技的惊喜与温暖。

（资料来源：《杭智会协办绍兴老年大学“银龄绘 AI，重阳印美好”科普活动》，杭州市人工智能学会公众号，2025 年 10 月 31 日）

二、手工活动

手工活动是指运用手部技巧和创造力，对各种材料进行加工、改造、创作，从而制作出手工作品的活动。

适合老年人的手工活动有制作布贴画、编织、刺绣、陶艺、剪纸等。这些活动可以锻炼老年人的手部肌肉，提高手部灵活性，预防或延缓认知障碍。同时，这些活动还可以为老年人提供一个交流和分享的平台，促进他们之间的互动，增强他们的自尊心和自信心。

下面主要介绍制作布贴画活动。

（一）制作布贴画的作用

布贴画，原名宫廷补绣，又称布堆画、布贴花或拨花，它是基于剪纸、刺绣、民间绘画等艺术形式的一种拓展艺术，是中国民间常见的手工艺术之一。布贴画以布为原料，通过巧妙的剪裁和粘贴，将不同颜色、不同纹理的布料拼凑在一起，形成一幅幅精美的画作。

制作布贴画不仅可以锻炼老年人的动手能力，还可以培养老年人的审美情趣，丰富老年人的文化生活。此外，在制作布贴画的过程中，老年人可以领略布贴画的艺术特点和制作技巧，体验传统手工艺的魅力和价值，感受国家非物质文化遗产的丰富内涵和深厚底蕴。

（二）指导老年人制作布贴画的流程

指导老年人制作布贴画

1．准备材料

护理员准备不同颜色的布料若干、画册 1 本、剪刀 1 把、胶水 1 瓶、背景板 1 块。

2．画布贴画

（1）指导老年人在画册中挑选自己想要制作的图案。

（2）指导老年人根据图案中每个图形的颜色，使用画笔在对应颜色的布料上将图形勾勒出来，如图 5-2 所示。

3．剪布贴画

（1）指导老年人使用剪刀，按勾勒的图形将布料剪下来，如图 5-3 所示。

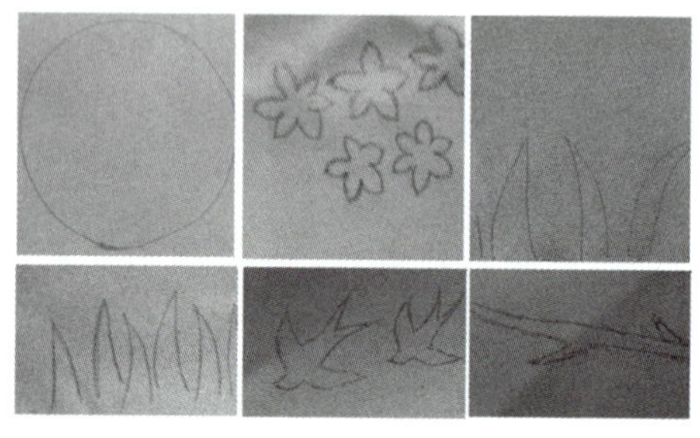

图 5-2　勾勒图形

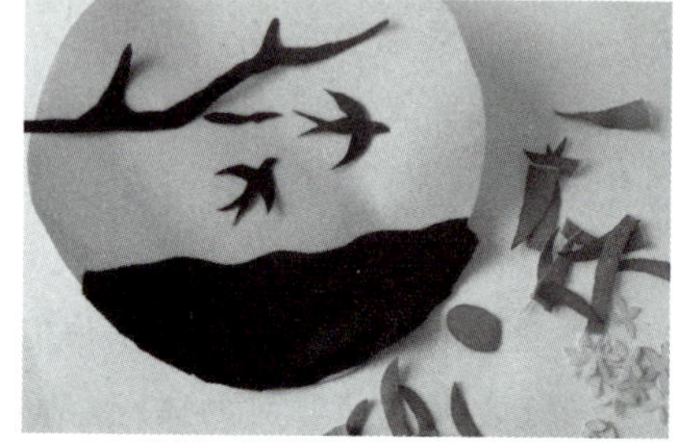

图 5-3　剪布贴画

（2）在裁剪的过程中，护理员应告知老年人注意保持图形边缘平滑，尽量不要出现毛边或者不平整的情况，以免影响美观。

4．贴布贴画

（1）指导老年人在布料的背面涂上胶水，根据所要制作的图案将布料粘贴在背景板上，如图 5-4 所示。护理员需提醒老年人注意粘贴的平整度和准确性，避免出现气泡。

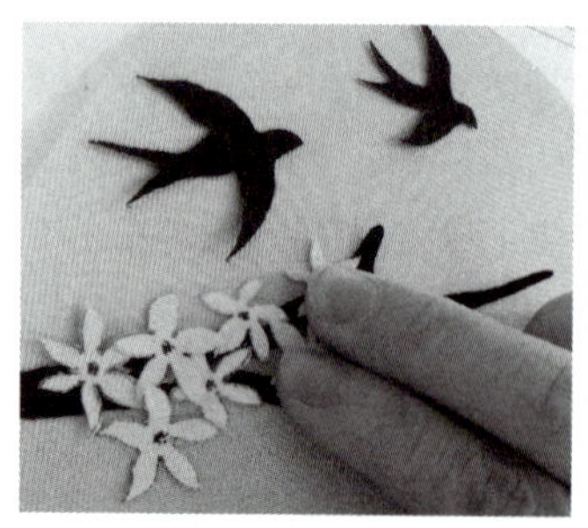

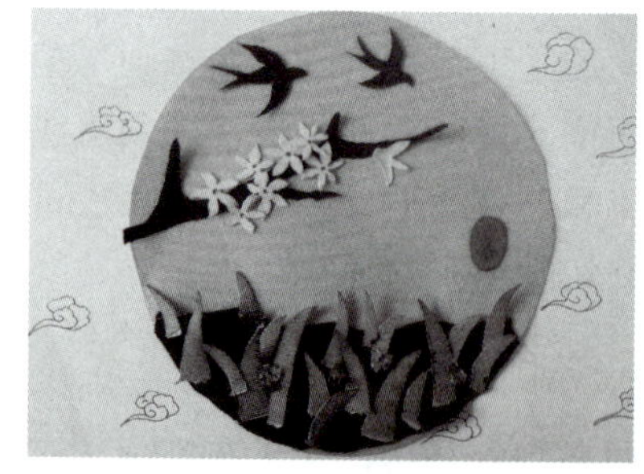

图 5-4　贴布贴画

（2）在粘贴完成后，护理员可以指导老年人对布贴画进行调整和完善。

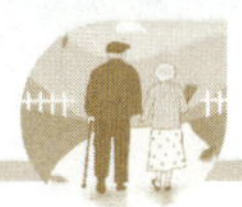

小 贴 士

护理员可以提供一些视频资料供老年人学习。此外，在老年人制作布贴画的过程中，护理员还可以播放音乐或者准备一些甜点，让老年人在轻松愉快的氛围中进行创作。

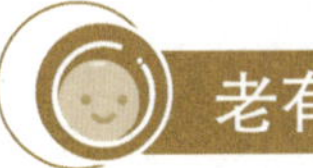

老有所乐

手工制作点亮晚年生活

为锻炼辖区老年人的动手能力，提高手脑灵活度和思维敏捷度，丰富老年人的闲暇生活，江苏省苏州市某街道开展了丰富多彩的老年人手工制作活动，在帮助老年人锻炼手脑、放松身心之余，进一步加深了老年人之间的交流，营造了和谐友爱的邻里氛围，让他们感受到了晚年生活的乐趣。

1. 手工钩织 妙手生花

该街道邀请了辖区内对手工钩织有兴趣的老年人参加手工钩织泡芙花的活动。活动现场，指导老师首先介绍了钩针的基本针法，并细致地讲解和展示了钩织泡芙花的步骤。老年人跟着指导老师一步一步进行，做出了许多栩栩如生的泡芙花。

2. 巧手密缝 走近盘扣

该街道开设了春季公益课“苏工盘扣初级”，让老年人走近盘扣技艺，感受中华传统文化的魅力。盘扣又称盘纽或中国扣，可用来系束衣服或作为装饰品，它的题材多取自具有浓郁民族情趣和吉祥意义的图案，深受群众喜爱。指导老师向老年人近距离展示了盘扣艺术品，并带领老年人制作了简单的盘扣胸针。

3. 巧手巧思 做中国结

编织被称为指尖上的艺术，为传承传统手工技艺，该街道组织开展了“巧手制作中国结”手工编织活动。指导老师首先为大家讲解了中国结的由来和含义，给参与活动的老年人分发针线包，提醒活动注意事项。随后，指导老师耐心地讲解了基础的编织花式及其寓意，并通过视频让大家更细致地观摩结绳过程，每位老年人都学习得十分认真。在操作过程中，老年人绕绳、打结、打穗，遇到困难时互相交流，经过一个多小时的努力，终于制作出了一个个漂亮的中国结。

该街道开展的一系列手工制作活动，在增强老年人动手能力的同时，让老年人体验到了中华优秀传统文化的魅力，收获了满满的幸福。

（资料来源：娄小轩，《巧手悦身心 邻里一家亲》，苏州工业园区管理委员会网站，2023 年 4 月 11 日）

任务二 娱乐活动指导

情景导入

元旦节快要到了，××养老院计划举办一场主题为“迎元旦”的娱乐活动，希望可以丰富老年人的生活，锻炼老年人的身体，帮助老年人保持积极的情绪。

养老院的护理员们群策群力，提出了很多建议。护理员小陈建议组建一个老年人合唱团，带领老年人领略音乐之美；护理员小王建议带领老年人一起做一些益智小游戏，促进老年人的身心健康；护理员小李建议带领老年人参加园艺活动，感受大自然的美好。

思考：

（1）适合老年人的娱乐活动有哪些？各有何作用？

（2）护理员应如何指导老年人进行娱乐活动？

一、音乐活动

（一）音乐活动的作用

音乐是表达人们思想感情、反映社会现实生活的一种艺术形式，也是最能打动人的艺术形式之一。老年人在参加音乐活动的过程中可感受到音乐的魅力，获得快乐和满足感。具体来说，参加音乐活动对老年人来说主要有以下作用。

1．促进身心健康

唱歌可以帮助老年人增强肺活量、改善呼吸功能，进而提高他们的身体素质。此外，音乐活动还可以带给老年人积极的情感体验，帮助老年人释放压力，缓解焦虑，从而增强他们的幸福感，提高他们的生活质量。

2．促进社交

音乐是一种社交媒介，老年人通过音乐活动可以结交新朋友，并与他人进行互动。例如，参加合唱团既可以让老年人与他人建立联系，促进社交，又可以使老年人学会相互配合和尊重他人，增强老年人的团队协作意识。

3．提高文化素养

音乐是一种文化艺术形式，通过参加音乐活动，老年人可以了解和欣赏不同社会背景下的音乐作品，从而拓宽自己的文化视野，提高审美水平。

4．增强自我价值感

在参加音乐活动的过程中，老年人可以展示自己的才艺和能力，认识到自己的价值。这种积极的自我认知有助于提高老年人的自信心和自尊心，增强自我价值感。

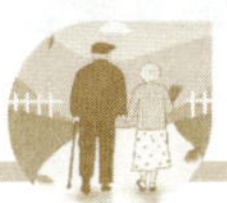

（二）音乐活动的形式

指导老年人参加音乐活动应以帮助老年人建立自信心、获得满足感和幸福感为主要目的，不应强求老年人迅速提高音乐素养。因此，护理员应尽量保证训练过程轻松、愉快。下面介绍几种适合老年人参加的音乐活动形式。

1．独唱

（1）发声练习

发声是唱歌的基础，护理员可按以下步骤指导老年人进行简单的发声练习：

① 指导老年人取坐位或站位，放松肩膀和头部，为发声做准备。

② 指导老年人用不同的音阶（如 do、re、mi、fa、sol 或 sol、fa、mi、re、do）唱/ɑ/音或/u/音，可连续练习 5 组。

小贴士

护理员可指导老年人在叹气时发/u/音或/ɑ/音，以充分放松声带。

（2）逐句练习

在发声练习结束后，护理员可指导老年人进行歌曲的逐句练习。护理员应选择简单易学的歌曲，并带领老年人逐句反复练习，以帮助他们逐渐掌握歌曲的歌词和旋律。

（3）跟随伴奏练习

在老年人熟悉歌曲的演唱技巧后，护理员可指导老年人跟随伴奏演唱整首歌曲。同时，护理员应鼓励老年人在演唱过程中通过声音和表情来传达歌曲中的感情。此外，护理员还可以鼓励老年人跟随音乐的节奏进行身体律动，以增强他们的节奏感和协调性。

2．合唱

（1）歌曲练习

护理员可采用独唱的练习方法帮助老年人熟悉歌曲。

（2）分声部练习

护理员应根据老年人的声音特点（如音色、音域和演唱能力等），将他们分成不同的声部（这个过程可以求助专业音乐教师）。然后，护理员应分声部对老年人进行训练，为合唱练习打好基础。

（3）合唱练习

在分声部练习之后，护理员可以指导老年人进行合唱练习。在合唱练习的过程中，护理员应提醒老年人与他人密切配合，以使歌曲的演绎更协调、更有美感。护理员应先指导老年人从简单的配合开始，如同时起唱、同时停唱等，然后逐渐增加难度，如进行声部间的转换等。同时，护理员可以通过讲解歌曲背后的故事、歌词的含义等方式来帮助老年人理解歌曲的情感，并鼓励老年人在演唱时表达情感。

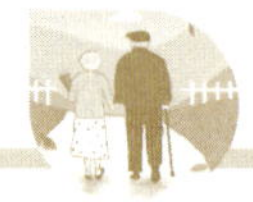

3．音乐欣赏

音乐欣赏可以帮助老年人更好地理解音乐，提高音乐欣赏能力和审美水平。在选择音乐作品时，护理员可结合老年人的音乐偏好和文化水平，选择一些经典的音乐作品，如戏曲、民间小调等。确定音乐作品后，护理员应向老年人讲解该音乐作品的背景知识，如创作者的生平、时代背景等，以帮助老年人更好地理解音乐作品的内涵和情感表达。在欣赏音乐作品时，护理员可以提醒老年人注意聆听音色、音高、力度、节奏等方面的变化，感受不同乐器的表现特点，以更好地品味音乐的韵味和美感。

4．音乐游戏

（1）猜歌名

护理员组织 4～6 位老年人一起参与猜歌名游戏，先选择一些经典歌曲，然后向老年人播放歌曲的前奏或中间片段，采取抢答、轮流回答等方式让老年人猜歌名。

进行音乐活动的注意事项

（2）歌词接龙

护理员组织 4～6 位老年人围坐成圆圈，由其中一位老年人先唱出一句歌词，然后下一位老年人需要以这句歌词的最后一个字作为起始字，唱出一句歌词，后面的老年人依次进行接龙。

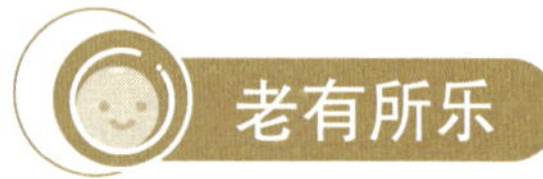

音乐会中的“夕阳红”

为构建和谐乐山，丰富中老年人精神文化生活，展现中老年群体文体娱乐活动新面貌，四川省乐山市老干部活动中心在嘉州会堂举行了“2023 扬帆起航 乐山市中老年音乐会”，500 余名参演人员一同奉上了一场精彩的演出，展现了中老年人的文艺风采。

音乐会在激昂大气的混声合唱节目《英雄们战胜了大渡河》中拉开序幕。随后，意气风发的表演者先后登台，带来了《雪花请柬》《南屏晚钟》《美丽的草原我的家》《这世界有那么多人》《彩虹》等丰富多彩的合唱曲目。歌声时而婉转悠扬，时而昂扬激越，时而雄壮威武，不同音色与声部交织，展现出了合唱艺术的独特魅力。

此外，舞蹈《塔林呼恒》、走秀《美好的一天》等节目穿插其中，充分展示了新时代中老年群体多才多艺、昂扬向上的新风采。演员们昂扬的精神、动情的表演，感染着在场的每一名观众，赢得了阵阵掌声与欢呼声。

整场音乐会内容丰富、形式多样，为热爱音乐的中老年人搭建了一个展示风采的舞台，不仅丰富了中老年人的文化生活，还彰显了群众的艺术底蕴，增强了中老年人的文化参与感、获得感和幸福感。

（资料来源：《高大上！乐山市中老年音乐会上演，500 余名群众展风采》，乐山市民政局网站，2023 年 4 月 25 日）

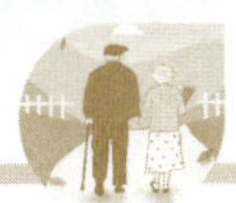

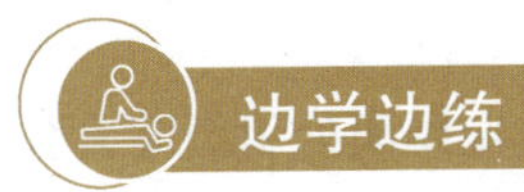

帮助护理员小李设计音乐小游戏

【背景材料】

为了弘扬尊老、敬老、爱老风尚，××养老院在重阳节举办了“以歌会友”音乐游戏活动。护理员们组织养老院的老年人进行了猜歌名、歌词接龙等音乐小游戏。活动结束以后，热爱音乐的柳奶奶表现得特别兴奋，她告诉护理员小李，她非常喜欢这次的活动，希望有机会还可以参与更多形式的音乐游戏。

【练习要求】

3～4人一组，帮助护理员小李为柳奶奶设计出1～2种其他形式的音乐游戏。要求：游戏简单易操作，能够激发老年人的热情，陶冶老年人的情操。

二、益智活动

（一）益智活动的作用

随着年龄的增长，老年人身体各器官的功能都在逐步退化，尤其是大脑的功能退化明显，从而导致老年人易出现思维迟钝、记忆力下降等情况。益智活动通常需要老年人运用逻辑思维能力、空间思维能力、推理能力、动手能力等，可以帮助老年人提高思维敏捷度，延缓大脑功能的退化。同时，益智活动通常具有趣味性，可以为老年人的晚年生活增添乐趣。

（二）益智活动的形式

下面介绍几种适合老年人参加的益智活动。

1．贴“鼻子”游戏

方法一：护理员在白板上画出笑脸，并留出“鼻子”的位置。护理员指导老年人先记住笑脸的位置，然后用红绸蒙住眼睛，根据记忆中的位置将“鼻子”贴在白板上，“鼻子”位置最准确的老年人获胜。

方法二：护理员在白板上画出笑脸，并留出“鼻子”的位置。每两位老年人为一组，一位老年人负责指挥，另一位老年人用红绸蒙住眼睛，根据指挥将“鼻子”贴在适当位置。在规定的时间内，“鼻子”位置最准确的小组获胜。

2．抢杯子游戏

（1）护理员组织若干老年人，每两位老年人为一组，相对而坐，中间放一个纸杯。

（2）护理员发出口令，口令内容为身体各部位名称，老年人根据口令触摸自己相应的身体部位。当护理员喊出“抢杯子”的口令时，老年人应迅速伸手抢面前的杯子，抢到杯子次数最多的老年人获胜。

3．套圈夺宝游戏

护理员将易拉罐分散摆放在地上，指导老年人手持圆圈，并站在一定距离处用圆圈去套易拉罐，套中易拉罐次数最多的老年人获胜。

4．做相反动作游戏

护理员组织若干老年人围成圆圈，并站在圆圈的中间发出口令，老年人需做出与口令相反的动作。例如，当护理员说“向右转头”时，所有老年人必须将头转向左边。若老年人动作出错，就会被迫出局，最终留下的老年人获胜。

5．“大风吹”游戏

（1）护理员组织若干老年人围成圆圈，并在每位老年人身旁放置 2～3 种物品（如矿泉水瓶、易拉罐、圆珠笔等），每位老年人身旁的物品不能相同。

（2）护理员首先说“大风吹”，然后所有老年人一起说“吹什么”，随后护理员说出某位老年人身旁物品的名称。该老年人应迅速举手示意，若反应慢或者未举手示意，则由该老年人开始说“大风吹”，并继续按照上述方法进行游戏。

6．慢出版“石头剪刀布”

护理员与老年人面对面，可规定老年人需要赢护理员或者需要输给护理员。护理员先出手势，老年人后出。

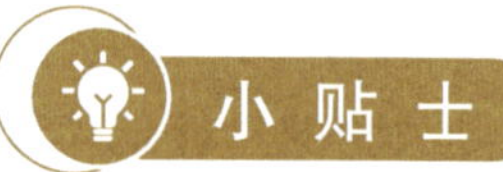

护理员指导老年人进行益智活动时，有以下注意事项：

（1）应鼓励老年人多尝试新的游戏，以提高认知能力和动手能力。但一定要尊重老年人的意愿和感受，不要强迫他们参与不喜欢的活动。

（2）要注意游戏的安全性，避免出现老年人意外受伤或突发疾病等情况。同时，要时刻关注老年人的身心健康，及时发现并解决可能出现的问题，如老年人情绪波动、身体不适等。

（3）应向老年人耐心地解释游戏规则，并鼓励他们积极参与。

（4）应鼓励老年人之间互相交流，这不仅可以提高他们的社交能力，也可以帮助他们更好地理解和享受游戏。

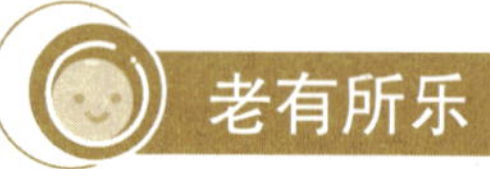

益智游戏激活银龄大脑

为活跃辖区气氛，丰富辖区老年人的精神生活，2025 年 5 月，江西省丰城市张巷镇瓘山村新时代文明实践站组织辖区村民开展了“你画我猜”趣味游戏活动，在欢声笑语中，拉近了邻里之间的距离。

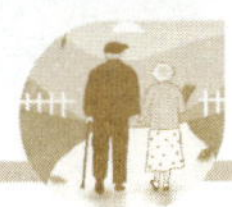

针对村里留守老年人多的现状，活动负责人特意设计了“结对帮扶”环节：识字不多的老年人比画动作，年轻的村民帮忙解释词语意思。65 岁的独居老年人赵奶奶第一次登台表演“编竹筐”，紧张得手发抖，邻居们齐喊：“手往左绕，对喽！”。最终猜谜者猜中时全场响起了掌声。“好多年没这么热闹过了，真的是太开心了！”赵奶奶说道。

在游戏过程中，老年人相互鼓励，下场的队伍积极地与未上场的队伍交流心得，台上老年人丰富的肢体语言让人忍俊不禁，此起彼伏的笑声飘荡在实践站的每一个角落。

简单的趣味小游戏，既调动了老年人的思维能力，又让老年人的心情变得愉悦。相关工作人员表示，后续将推出更多适老化文娱活动，让老年人能够老有所乐。

（资料来源：《丰城市张巷镇瓘山村开展你来比画我来猜益智娱乐活动》，丰城市人民政府网站，2025 年 5 月 9 日）

三、园艺活动

（一）园艺活动的作用

研究表明，园艺活动对促进老年人的身心健康有着重要作用。首先，园艺活动可以刺激老年人的感官，如视觉、嗅觉、听觉和触觉等，从而提高器官敏锐度。其次，老年人可以在播种、浇水、修剪等园艺活动中进行全身性运动，从而锻炼身体的协调性，强化运动机能。再次，园艺活动可以使老年人置身于自然环境中，从而放松精神、缓解疲劳。最后，老年人在园艺活动中可以见证植物的种植、发芽、开花、结果等过程，从而获得满足感。

（二）室内园艺活动

1．室内种植

（1）护理员可根据室内的环境条件（如光照强度、光照时间、温度、湿度等），帮助老年人挑选合适的植物进行种植，并为老年人提供种植工具，如花盆、花铲、浇水壶等。

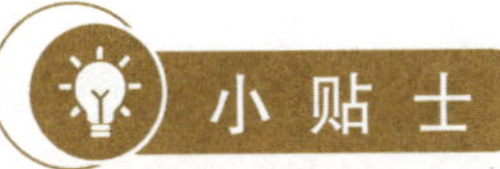

有些植物的气味或花粉会对老年人的身体造成伤害，护理员应根据老年人的身体状况，为其选择无刺激性的植物。

（2）告知老年人种植的方法，如怎样根据土壤湿度判断是否需要浇水，怎样根据植物叶片和花朵的生长情况判断是否需要施肥，等等。

2．插花

插花是一种将花卉、枝叶等植物材料，按照艺术设计和审美原则，进行修剪、搭配、排列和摆放的造型艺术，具有独特的艺术魅力。护理员可以指导老年人收集自己喜爱的植物材料，并选择合适的容器进行插花活动。在插花过程中，护理员应向老年人介绍插花的技巧，如花朵的修剪手法、花朵的颜色搭配方法等。

（三）室外园艺活动

1．室外种植

与室内相比，老年人在室外的活动量更大，活动的区域也更广。护理员可以指导老年人种植花卉、蔬菜，甚至药材。种植地可以为屋顶花园或养老机构内的闲置土地，种植的环节可以包括播种、育苗、移植、松土、除草、浇水、施肥、修剪等。老年人既可以参与其中一两个环节，也可以在时间和身体条件允许的情况下全程参与。

2．郊外采摘

护理员可以定期组织老年人去郊外采摘，让他们享受新鲜纯净的空气，感受大自然的美好。在活动中，护理员要提醒老年人注意安全，并鼓励他们参与采摘活动，体验收获的乐趣。在采摘结束后，护理员可以组织老年人分享自己采摘的成果及感受。

（四）进行园艺活动的注意事项

（1）老年人的身体机能下降，容易出现跌倒等意外情况，护理员要为老年人选择合适的工具和设备，以保证老年人的安全。同时，需要提醒老年人注意保护皮肤，尽量穿长袖衣服、戴园艺手套，以免被晒伤或划伤。

（2）在园艺活动后，护理员应提醒老年人注意清洗手部和工具，避免感染病原菌。

（3）护理员应向老年人宣传环保知识，引导他们采取正确的园艺活动方式，以营造良好的生态环境，如提醒老年人不要过度使用化肥。

（4）护理员应告知老年人园艺活动最重要的是过程而非结果，不要因种植失败而丧失信心。

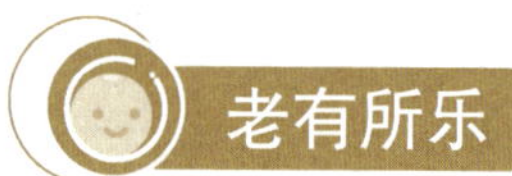

打造专属老年人的“良田”

在上海市长宁区，许多养老机构和社区养老服务综合体特意“开辟”一方天地，打造专属老年人的“良田”，为老年人的晚年生活增添乐趣。

长宁区某社区综合为老服务中心提供户外露台给老年人种植蔬菜，在露台上，一格格不大的“菜田”排列整齐，里面种满了老年人精心培育的西红柿、茄子、辣椒等。虽然露台不大，但蔬菜品种很多，社区的老年人惦记着蔬菜的长势，经常会来精心照料这些绿意盎然的植株。蔬菜在老年人的照料下一天天长大，每次采摘，都是老年人最喜悦的时刻。

除了该社区综合为老服务中心外，长宁区的某养老院也为老年人打造了专属的小花园。小花园里搭配种植着不同的花草和果树，一年四季花开不断，树叶常绿。养老院的

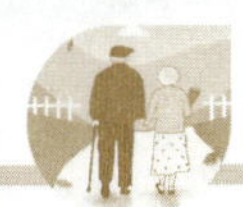

工作人员会根据老年人的偏好，购买不同的种子和树苗。每天早晨和傍晚，老年人都会开心地拿着各类工具，在小花园里除杂草、捡落叶，忙得不亦乐乎，如图5-5所示。工作人员介绍，养老院还结合老年人认知障碍友好社区项目，为患有认知障碍的老年人提供“园艺疗法”活动场所，让小花园成为社区老年人休闲娱乐、展望“诗和远方”的乐龄花田。

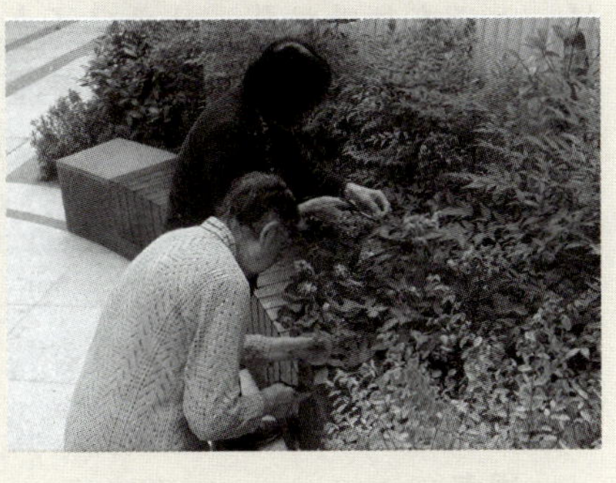

图5-5　精心照料小花园的老年人

（资料来源：赵菊玲，《长宁这些养老院特别开辟“良田”供老人养花种菜！》，新民网，2023年6月5日）

边学边练

帮助护理员小李解决白爷爷的烦恼

【背景材料】

白爷爷，69岁，患有高血压，由于子女不在身边，白爷爷平日里总是闷闷不乐。护理员带着白爷爷参加了一些园艺活动，如种植果蔬、观赏植物园等，白爷爷的心情总算是恢复了一些。

两个月前，白爷爷打算亲手种植草莓。自从播种以后，白爷爷每天都要去看草莓种子是否发芽。经过一段时间的精心照料，草莓种子破土而出，长成了一株株绿苗。白爷爷特别开心，每天都在期待着可以收获自己种出的果实。可就在半个月前，白爷爷发现这些绿苗非但没有茁壮成长，反而出现了很多斑点，白爷爷一下子就变得非常沮丧。护理员小李知道后，打算帮助白爷爷解决烦恼。

【练习要求】

两人一组，根据上述背景材料，帮助护理员小李解决白爷爷的烦恼。要求：措施切实可行，且能够达到目的。

任务三　社区用健身器材使用指导

情景导入

童奶奶，75岁，两年前在劳累后出现了头晕、头痛、恶心、耳鸣等症状，被确诊为高血脂，医生建议童奶奶口服一些降血脂的药物。然而，童奶奶没有在意自己的病情，也没有按时服药，且平日还喜爱食用高油、高盐的食物。半年前，童奶奶再次出现了相似的症状，且较之前更加严重。医生叮嘱童奶奶一定要按时服药，并严格控制饮食的热量，同时，应进行一定的身体锻炼，如散步、使用健身器材等。

童奶奶意识到了病情的严重性，在出院以后严格遵循医嘱，每天都抽出固定的时间使用社区的健身器材锻炼身体。几天前，童奶奶再次去医院复查，结果显示，童奶奶的血脂指标降下来了，尽管还没有恢复至正常的范围，但童奶奶表示，她还会继续加强身体锻炼，提升身体素质。

思考：

（1）常见的社区用健身器材有哪些？你知道它们的主要功能、适用人群和使用方法吗？

（2）适合童奶奶使用的健身器材有哪些？

一、健身器材概述

健身器材是指用于提高身体素质，改善身体机能，进行形体运动锻炼、体育基础训练和一般康复锻炼的专用器材。健身器材可分为社区用健身器材和医疗机构用健身器材，本书介绍的健身器材为社区用健身器材。

社区用健身器材都是根据人体工学原理设计的，使用起来比较安全、方便，且适合老年人。此外，这些健身器材一般都会设置在公共场所，方便老年人随时使用。通过使用健身器材，老年人可以增强肌肉力量，提高柔韧性，改善身体机能等。此外，在社区或者公园，老年人可以和其他人一起使用健身器材，分享经验和感受，并结交新的朋友。

二、常见的社区用健身器材

社区用健身器材的种类很多，表 5-1 中介绍了一些常见的社区用健身器材的主要功能、适用人群和使用方法。

表 5-1　常见的社区用健身器材

器材名称	图片	主要功能	适用人群	使用方法
漫步机		增强心肺功能及下肢、腰部的肌肉力量，改善下肢柔韧性、协调性及各关节的稳定性	患有高血压、关节炎、腰肌劳损的老年人，及关节酸痛、下肢活动障碍、肌肉无力、肌肉萎缩的老年人	指导老年人双手握住横杠，双脚放在两个踏板上。将膝关节伸直，两侧下肢分别做前后摆动动作，当两腿成 45°左右夹角时，两腿顺势下行，并交换方向

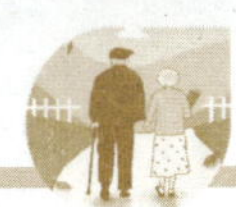

续表

器材名称	图片	主要功能	适用人群	使用方法
上肢牵引器		锻炼肩关节和手臂的肌肉力量，提高上肢灵活性，增强肩关节周围韧带的柔韧性	患有脑卒中、高血压、肩周炎、腰椎病、颈椎病、气管炎的老年人	指导老年人用双手分别抓住牵引器的两个手柄，用左手将牵引绳下拉，使右手被牵引向上，直至右手手臂伸直为止，然后用右手将牵引绳下拉，重复上述动作
坐蹬训练器		锻炼大腿肌肉，增强腰部力量	患有高血脂、关节炎、腰椎病的老年人	指导老年人坐在座板上，双脚放在脚踏板上，双手扶住前方的竖杠。双脚用力向前蹬，直至双膝伸直，并停留片刻，然后回到起始位置，并重复上述动作
椭圆机		训练上下肢协调能力，增强心肺功能	患有高血压、颈椎病、气管炎的老年人	指导老年人双脚分别踩在椭圆机的踏板上，双手握住前方的手柄，上肢做前后屈伸运动，下肢做前后交替运动
健骑机		增强心肺功能，活动全身主要关节，锻炼上下肢和腰背部力量，增强消化系统功能	患有脑卒中、高血压、高血脂、颈椎病的老年人	指导老年人跨骑在座板上，双手握住手柄，双脚放在踏板上。双手将手柄朝身体的方向拉，双脚向前蹬，使身体呈一条直线，然后双手将手柄向前推，身体向后坐，恢复至起始位置
扭腰器		增强腰部和腹部的肌肉力量，改善腰椎及髋关节的柔韧性和灵活性	患有腰椎病的老年人	指导老年人双手握紧把手，双脚站在圆盘上，腰部发力，带动身体向左右两侧转动
压腿器		按摩腿部肌肉，增强腿部的柔韧性，增强腰、腿部的肌肉力量	患有高血压、糖尿病、关节炎、骨质疏松症的老年人	根据老年人的身高和柔韧性，帮助老年人选择合适的高度。指导老年人将一侧下肢放在压腿器上，保持腿部伸直，身体向前倾，感受腿部的拉伸感

续表

器材名称	图片	主要功能	适用人群	使用方法
太极揉推器		舒展肩部肌肉，增强肩、肘、腕、髋、膝等部位的活动能力及身体的协调性	患有高血脂、脑卒中、肩周炎的老年人	指导老年人将双腿分开，与肩同宽，微微弯曲，双手伸展，放在太极揉推器的两个转盘上，双手同时向相同方向或相反方向转动转盘
坐推训练器		锻炼胸部、肩部等部位的肌肉，有助于改善上肢的稳定性和协调性，提升上肢的运动能力	患有脑卒中、高血压、肩周炎的老年人	指导老年人坐在座板上，双手握住把手，双臂用力向前伸展至最大限度，停留片刻后回到起始位置

三、指导老年人使用健身器材的注意事项

老年人使用健身器材时需要注意安全，否则可能会造成身体上的伤害。为了确保老年人的安全和健康，护理员在指导老年人使用健身器材时，需要做到以下几点：

（1）护理员应根据老年人的身体状况和锻炼需求，帮助其选择合适的健身器材。

（2）在老年人使用健身器材之前，护理员一定要仔细检查健身器材是否存在故障。

（3）护理员应合理控制老年人的运动量和幅度，不要长时间连续使用，以免老年人过度劳累。同时，在指导老年人使用健身器材时，要注意保护老年人的安全，避免老年人跌倒或磕碰。

（4）在老年人使用健身器材前，应指导老年人进行适当的热身运动，如伸展、慢走等，以免拉伤。

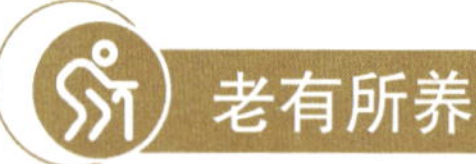

“适老化”健身器材使老年人健身更舒心

促进老年体育锻炼是新时代积极应对人口老龄化的重要举措，党中央一直高度重视老龄工作，中共中央办公厅、国务院办公厅印发的《关于构建更高水平的全民健身公共服务体系的意见》提出，要“落实全龄友好理念”“为老年人使用场地设施和器材提供必要帮扶，解决老年人运用体育智能技术困难问题”。国家体育总局发布《关于进一步做好老年人体育工作的通知》，要求充分考虑老年人的需求，提供更适合老年人特点和需求的健身场所。

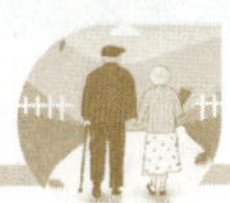

现如今，随着各项措施的进一步落实，各地体育运动场地设施不断完善，组织交流活动日趋丰富，运动安全保障水平逐步提高，老年人的健身选择越来越多。为方便老年人科学健身，一些地方结合老年人的身体特点，对各类体育器材进行适老化改造，一些新兴的智慧体育器材在生产设计时也充分考虑到老年人使用的便捷性，这些都大大提升了老年人的幸福指数。

在重庆市黔江区，除了功能完善的大众健身器材，相关部门还专门为老年人设置了许多适合“慢运动”的健身器材。这些适老化健身器材不仅增加了力量缓冲装置，还增加了一些辅助说明，方便老年人健身使用。

江西省南昌市某社区老年活动中心配备了一系列适合老年人身体机能特点的健身器材，方便老年人进行跑步、勾脚、扭腰等简单的活动。对于身体机能较差的老年人，这里的健身设施设置了加长扶手和橡胶减震块，还降低了机台高度。此外，很多设施还应用了加大版按键设计，使得老年人可以轻松使用。

目前，一些健身器材厂商专门针对老年人的身体特点设计健身器材，方便老年人享受健身时代的红利。例如，一些健身器材厂专为老年人推出跑步机系列、健身车系列、力量训练系列三大类产品；还有一些健身器材厂研发了电磁阻尼器作为阻力系统，该系统会根据老年人的发力情况给予阻力，以降低老年人的受伤风险。

“适老化”健身器材让健身产品的功能更加丰富，满足了老年人的个性化需求，真正做到了让老年人健身更加舒心。

（资料来源：李金霞，《适老化健身器材提升老年人幸福指数》，《中国体育报》，2022 年 7 月 13 日）

边学边练

帮助老年人选择合适的健身器材

【背景材料一】

白爷爷，75 岁，患有高血压多年，长期服用降压药，平时血压稳定。此外，白爷爷还患有类风湿性关节炎，经常会有下肢疼痛、肿胀、僵硬的症状，可独立行走。医生建议白爷爷在平时可选择一些健身器材进行锻炼。

【背景材料二】

杨奶奶，69 岁，患有肩周炎，肩关节周围广泛性压痛，疼痛感在夜间较为严重，影响睡眠，并且穿衣活动受限。

【背景材料三】

夏爷爷，79 岁。一个月前出现腰部和左下肢放射性疼痛，活动后疼痛感加剧，卧床休息后缓解，但随后疼痛感再次加剧。经医生检查，夏爷爷被诊断为腰椎间盘突出。经过 20 天的住院治疗，夏爷爷的症状缓解了很多，精神状态也好了很多，目前已经出院。医生建议夏爷爷可适当进行腰部和背部肌肉的锻炼，增加脊柱的稳定性。

【练习要求】

（1）3～4人一组，根据白爷爷、杨奶奶和夏爷爷的身体状况，帮助他们选择合适的健身器材。小组成员选出一名代表展示小组的讨论结果，并说明原因。

（2）主讲教师对学生的发言进行点评和总结。

学习成果自评

1. 填空题

（1）指导老年人进行团队绘画活动的形式有_____________、______________等。

（2）指导老年人制作布贴画的流程为准备材料、______________、______________、______________。

（3）适合老年人参与的室内园艺活动有________________、________________等。

（4）坐蹬训练器的主要功能是锻炼__________肌肉，增强__________力量。

2. 选择题

（1）指导老年人进行独唱练习的流程是发声练习、（　　）、跟随伴奏练习。

A. 分声部练习　　B. 合唱练习　　C. 逐句练习　　D. 歌曲练习

（2）下面哪一项不属于老年人益智活动？（　　）

A. “大风吹”游戏　　B. “贴鼻子”游戏　　C. 抢杯子游戏　　D. 绘画活动

（3）护理员在指导老年人参与园艺活动时，应注意（　　）。

A. 为了使老年人进行园艺活动更顺利，护理员应为老年人选择锋利的工具

B. 在进行园艺活动后，护理员应提醒老年人注意清洗手部和工具，避免感染病原菌

C. 护理员可以提醒老年人频繁使用化肥

D. 护理员应告知老年人园艺活动最重要的是结果而非过程

（4）指导老年人双手握住横杠，双脚放在两个踏板上。将膝关节伸直，两侧下肢分别做前后摆动动作，当两腿成45°左右夹角时，两腿顺势下行，并交换方向。这是（　　）的使用方法。

A. 漫步机　　B. 椭圆机　　C. 健骑机　　D. 坐推训练器

3. 简答题

（1）选择一种老年人益智活动，并进行简要介绍。

（2）选择一种社区用健身器材，并简述该健身器材的主要功能、适用人群及使用方法。

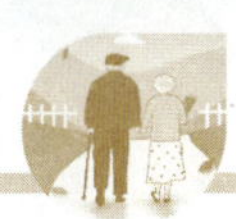

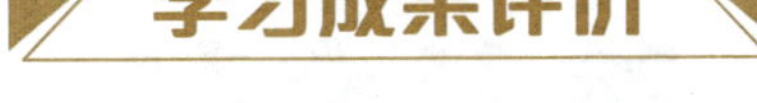

学习成果评价

请进行学习成果评价，并将评价结果填入表 5-2 中。

表 5-2　学习成果评价表

班级		组号		日期	
姓名		学号		主讲教师	
项目名称	老年人康乐活动训练				
评价项目	评价内容			分值	评分
理论知识 15%	指导老年人参加绘画活动和手工活动的作用			3	
	指导老年人参加音乐活动的作用			3	
	指导老年人参加益智活动的作用			3	
	指导老年人参加园艺活动的作用			3	
	指导老年人使用健身器材的作用			3	
实践技能 65%	能够正确指导老年人参加绘画活动			11	
	能够正确指导老年人参加手工活动			11	
	能够正确指导老年人参加音乐活动			10	
	能够正确指导老年人参加益智活动			11	
	能够正确指导老年人参加园艺活动			11	
	能够正确指导老年人使用社区用健身器材			11	
综合素养 20%	积极参加教学活动，主动学习、思考、讨论			5	
	具备良好的学习态度			5	
	传承中华传统美德，树立尊老、爱老、敬老、孝老和助老理念			5	
	增强对养老护理行业的信心，自觉投身养老护理行业，努力成长为有理想、有责任、有担当的“青春养老人”			5	
合计				100	
自我评价					
教师评价					

参考文献

［1］人力资源社会保障部教材办公室等组织．老年人康复护理实用技能［M］．北京：中国劳动社会保障出版社，2019．

［2］朱小棠，井明鑫．老年人康复护理［M］．北京：海洋出版社，2017．

［3］吴玉娥，张建荣，张淑清．老年人日常生活自理能力训练手册［M］．广州：华南理工大学出版社，2022．

［4］万萍．言语治疗学［M］．北京：中国中医药出版社，2017．

［5］王茹，刘向云．老年人社区健身器材使用指导［M］．北京：科学出版社，2017．

［6］郑敏娜，孟磊，苏晗．老年康复护理［M］．武汉：华中科技大学出版社，2021．

［7］郭琪，韩佩佩，王丽岩．老年人认知障碍的预防与康复［M］．上海：上海交通大学出版社，2021．

［8］李高峰，朱图陵．老年人康复辅助器具应用［M］．2 版．北京：北京大学出版社，2022．

［9］王平，汪洋，蔡涛．老年康复［M］．武汉：华中科技大学出版社，2020．